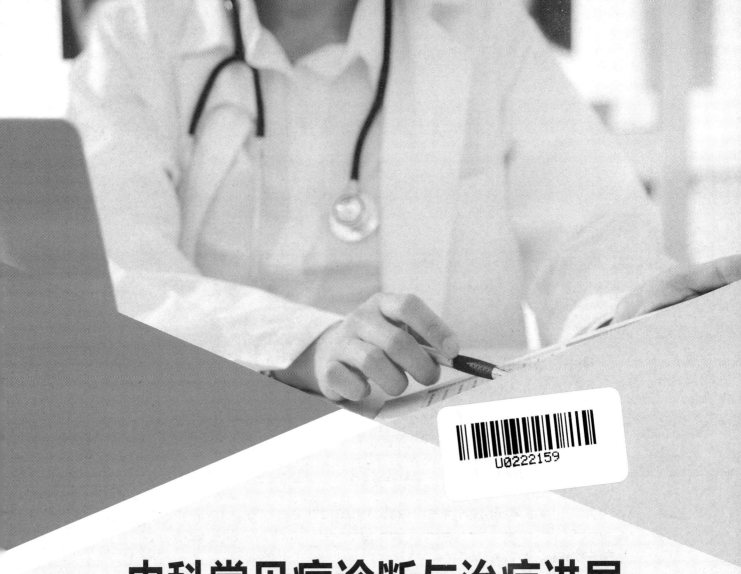

内科常见病诊断与治疗进展

NEIKE CHANGJIAN BING ZHENDUAN YU ZHILIAO JINZHAN

王建财 等主编

天津出版传媒集团

天津科学技术出版社

图书在版编目（CIP）数据

内科常见病诊断与治疗进展 / 王建财等主编. -- 天津：天津科学技术出版社，2023.6

ISBN 978-7-5742-1287-9

Ⅰ. ①内… Ⅱ. ①王… Ⅲ. ①内科－常见病－诊疗

Ⅳ. ①R5

中国国家版本馆CIP数据核字(2023)第107279号

内科常见病诊断与治疗进展

NEIKECHANGJIANBINGZHENDUANYUZHILIAOJINZHAN

责任编辑：李　彬

责任印制：兰　毅

出　　版：天津出版传媒集团
　　　　　　天津科学技术出版社

地　　址：天津市西康路 35 号

邮　　编：300051

电　　话：(022) 23332377

网　　址：www.tjkjcbs.com.cn

发　　行：新华书店经销

印　　刷：河南弘盛联合印刷有限公司

开本　889×1194　1/16　印张7.875　字数　720 000

2023 年 6 月第 1 版第 1 次印刷

定价：70.00 元

编　委　会

主　编　王建财　　曹晓凌　　阮　静　　董素允
　　　　　尹新国　　刘红霞

副主编　曾　金　　牛美荣　　皮小兵　　粟梅兰
　　　　　蔡新伦　　万洪聘　　苗建青

编　委　（按姓氏笔画排序）

万洪聘　　重庆市开州区人民医院

牛美荣　　包头市中心医院

王建财　　江山市人民医院

王明超　　潍坊市人民医院

尹新国　　潍坊市人民医院

皮小兵　　重庆市垫江县中医院

刘红霞　　潍坊市人民医院

阮　静　　上海市松江区新桥镇社区卫生服务中心

羊德厚　　广州医科大学附属第二医院

苗建青　　重庆市中医院

周南南　　深圳市前海蛇口自贸区医院

倪崇俊　　苏州大学附属第一医院

曹晓凌　　滨州医学院烟台附属医院

董素允　　定陶区人民医院

粟梅兰　　重庆大学附属三峡医院

曾　金　　重庆中医院

蔡新伦　　昆明市中医医院

前　言

　　内科学是对医学科学发展产生重要影响的临床医学学科，涉及面广，整体性强，是临床医学各科的基础学科。随着社会经济和医学科技的发展，临床内科疾病的诊疗与研究日渐活跃，新理论、新设备不断出现并应用于临床，取得了良好的治疗效果。为适应现代临床内科学的快速发展，内科医师需要博采众长，扩大知识面，方能与时俱进，为患者提供更高质量的医疗服务。

　　本书详细介绍了内科各系统常见疾病的诊治方法，具体包括神经系统疾病、循环系统疾病、呼吸系统疾病、消化系统疾病、内分泌系统疾病、血液系统疾病、肾内科疾病等的诊治。本书的作者均已从事本专业多年，具有丰富的临床经验和深厚的理论功底。希望本书能为医务工作者处理相关问题提供参考，也可作为医学院校学生和基层医生学习之用。

　　在本书编写过程中，虽力求做到写作方式和文笔风格一致，但由于不同作者的临床经验及写作风格有所差异，加之时间有限，书中疏漏在所难免，希望广大同仁不吝赐教，使我们得以改进和提高。

编者

目　录

第一章　内科常见症状

第一节　发热

一、概述

正常人体的体温在体温调节中枢的控制下，人体的产热和散热处于动态平衡之中，维持人体的体温在相对恒定的范围之内，腋窝下所测的体温为36℃～37℃；口腔中舌下所测的体温为36.3℃～37.2℃；肛门内所测的体温为此36.50℃～37.7℃。在生理状态下，不同的个体，不同的时间和不同的环境，人体体温会有所不同。①不同个体间的体温有差异：儿童由于代谢率较高，体温可比成年人高：老年人代谢率低，体温比成年人低。②同一个体体温在不同时间有差异：正常情况下，人体体温在早晨较低，下午较高；妇女体温在排卵期和妊娠期较高，月经期较低。③不同环境下的体温亦有差异：运动、进餐、情绪激动和高温环境下工作时体温较高，低温环境下工作时体温较低。在病理状态下，人体产热增多，散热减少，体温超过正常时，就称为发热。发热持续时间在2周以内为急性发热，超过2周为慢性发热。

（一）病因

引起发热的病因很多，按有无病原体侵入人体分为感染性发热和非感染性发热两大类。

1.感染性发热

各种病原体侵入人体后引起的发热称为感染性发热。引起感染性发热的病原体有细菌、病毒、支原体、立克次体、真菌、螺旋体及寄生虫。病原体侵入机体后可引起相应的疾病，不论急性还是慢性，局限性还是全身性均可引起发热。病原体及其代谢产物或炎性渗出物等外源性致热原，在体内作用致热原细胞如中性粒细胞，单核细胞及巨噬细胞等，使其产生并释放白细胞介素-1、干扰素、肿瘤坏死因子和炎症蛋白-1等而引起发热。感染性发热占发热病因的50%～60%。

2.非感染性发热

由病原体以外的其他病因引起的发热称为非感染性发热。常见于以下原因：

（1）吸收热：由于组织坏死，组织蛋白分解和坏死组织吸收引起的发热称为吸收热。①物理和机械因素损伤：大面积烧伤、内脏出血、创伤、大手术后，骨折和热射病等。②血液系统疾病：白血病、恶性淋巴瘤、恶性组织细胞病、骨髓增生异常综合征、多发性骨髓瘤、急性溶血和血型不合输血等。③肿瘤性疾病：各种恶性肿瘤。④血栓栓塞性疾病：静脉血栓形成，如静脉、股静脉和髓静脉血栓形成。动脉血栓形成，如心肌梗死、脑动脉栓塞、肠系膜动脉栓塞和四肢动脉栓塞等。微循环血栓形成，如溶血性尿毒综合征和血栓性血小板减少性紫癜。

（2）变态反应性发热：变态反应产生时形成外源性致热原抗原抗体复合物，激活了致热原细胞，使其产生并释放白细胞介素-1、干扰素、肿瘤坏死因子和炎症蛋白-1等引起的发热。如风湿热、药物热、血清病和结缔组织病等。

（3）中枢性发热：有些致热因素不通过内源性致热原而直接损害体温调节中枢，使体温调定点上移后发出调节冲动，造成产热大于散热，体温升高，称为中枢性发热。如①物理因素：如中暑等。②化学因素：如重度安眠药中毒等。③机械因素：如颅内出血和颅内肿瘤细胞浸润等。①功能性因素：如自主神经功能紊乱和感染后低热。

（4）其他：如甲状腺功能亢进，脱水等。

发热都是由于致热因素的作用使人体产生的热量超过散发的热量,引起体温升高超过正常范围。

(二)发生机制

1.外源性致热原的摄入

各种致病的微生物或它们的毒素、抗原抗体复合物、淋巴因子、某些致炎物质(如尿酸盐结晶和硅酸盐结晶)、某些类固醇、肽聚糖和多核苷酸等外源性致热原多数是大分子物质,侵入人体后不能通过血脑屏障作用于体温调节中枢,但可通过激活血液中的致热原细胞产生白细胞介素-1等。白细胞介素-1等的产生:在各种外源性致热原侵入人体内后,能激活血液中的中性粒细胞,单核-巨噬细胞和嗜酸性粒细胞等,产生白细胞介素-1、干扰素、肿瘤坏死因子和炎症蛋白-1,其中研究最多的是白细胞介素-1。

2.白细胞介素-1的作用部位

(1)脑组织:白细胞介素-1可能通过下丘脑终板血管器(此处血管为有孔毛细血管)的毛细血管进入脑组织。

(2)POAH神经元:白细胞介素-1亦有可能通过下丘脑终板血管器毛细血管到达血管外间欧(即血脑屏腌外侧)的POAH神经元。

3.发热的产生

白细胞介素-1作用于POAH神经元或在脑组织内再通过中枢介质引起体温调定点上移,体温调节中枢再对体温重新调节,发出调节命令,一方面可能通过垂体内分泌系统使代谢增加和或通过运动神经系统使骨骼肌阵缩(即寒战),引起产热增加;另一方面通过交感神经系统使皮肤血管和立毛肌收缩,排汗停止,散热减少。这几方面作用使人体产生的热量超过散发的热量,体温升高,引起发热,一直达到体温调定点的新的平衡点。

二、发热的诊断

(一)发热的程度诊断

(1)低热:人体的体温超过正常,但低于38℃。

(2)中度热:人体的体温为38.1℃~39℃。

(3)高热:人体的体温为39.1℃~41℃。

(4)过高热:人体的体温超过41℃。

(二)发热的分期诊断

1.体温上升期

此期为白细胞介素-1作用于POAH神经元或在脑组织内再通过中枢介质引起体温调定点上移,体温调节中枢对体温重新调节,发出调节命令,可通过代谢增加,骨骼肌阵缩(寒战),使产热增加;皮肤血管和立毛肌收缩,使散热减少。因此产热超过散热使体温升高。体温升高的方式有骤升和缓升两种。

(1)骤升型:人体的体温在数小时内达到高热或以上,常伴有寒战。

(2)缓升型:人体的体温逐渐上升在几天内达高峰。

2.高热期

此期为人体的体温达到高峰后的时期,体温调定点已达到新的平衡。

3.体温下降期

此期由于病因已被清除,体温调定点逐渐降到正常,散热超过产热,体温逐渐恢复正常。与体温升高的方式相对应的有两种体温降低的方式。

(1)骤降型:人体的体温在数小时内降到正常,常伴有大汗。

(2)缓降型:人体的体温在几天内逐渐下降到正常。体温骤升和骤降的发热常见疟疾、大叶性肺炎、急性肾盂肾炎和输液反应。体温缓升缓降的发热常见于伤寒和结核。

（三）发热的分类诊断

1.急性发热

发热的时间在两周以内为急性发热。

2.慢性发热

发热的时间超过两周为慢性发热。

（四）发热的热型诊断

把不同时间测得的体温数值分别记录在体温单上,将不同时间测得的体温数值按顺序连接起来,形成体温曲线,这些曲线的形态称为热型。

1.稽留热

人体的体温维持在高热和以上水平达几天或几周。常见大叶性肺炎和伤寒高热期。

2.弛张热

人体的体温在一天内都在正常水平以上,但波动范围在2℃以上。常见化脓性感染,风湿热,败血症等。

3.间歇热

人体的体温骤升到高峰后维持几小时,再迅速降到正常,无热的间歇时间持续一到数天,反复出现。常见于疟疾和急性肾盂肾炎等。

4.波状热

人体的体温缓升到高热后持续几天后,再缓降到正常,持续几天后再缓升到高热,反复多次。常见于布鲁杆菌病。

5.回归热

人体的体温骤升到高热后持续几天后,再骤降到正常,持续几天后在骤升到高热,反复数次。常见恶性淋巴瘤和部分恶性组织细胞病等。

6.不规则热

人体的体温可高可低,无规律性。常见于结核病、风湿热等。

三、发热的诊断方法

（一）详细询问病史

1.现病史

（1）起病情况和患病时间:发热的急骤和缓慢,发热持续时间。急性发热常见细菌、病毒、肺炎支原体、立克次体、真菌、螺旋体及寄生虫感染。其他有结缔组织病、急性白血病、药物热等。

长期发热的原因,除中枢性原因外,还可包括以下四大类:①感染是长期发热最常见的原因,常见于伤寒、副伤寒、亚急性感染性心内膜炎、败血症、结核病、阿米巴肝病、黑热病、急性血吸虫病等。在各种感染中,结核病是主要原因之一,特别是某些肺外结核,如深部淋巴结结核、肝结核。②造血系统的新陈代谢率较高,有病理改变时易引起发热,如非白血性白血病、深部恶性淋巴瘤、恶性组织细胞病等。③结缔组织疾病如播散性红斑狼疮、结节性多动脉炎、风湿热等疾病,可成为长期发热的疾病。④恶性肿瘤增长迅速,当肿瘤组织崩溃或附加感染时则可引起长期发热,如肝癌、结肠癌等早期常易漏诊。

（2）病因和诱因:常见的有流行性感冒、其他病毒性上呼吸道感染、急性病毒性肝炎、流行性乙型脑炎、脊髓灰质炎、传染性单核细胞增多症、流行性出血热、森林脑炎、传染性淋巴细胞增多症、麻疹、风疹、流行性腮腺炎、水痘、肺炎支原体肺炎、肾盂肾炎、胸膜炎、心包炎、腹膜炎、血栓性静脉炎、丹毒、伤寒、副伤寒、亚急性感染性心内膜炎、败血症、结核病、阿米巴肝病、黑热病、急性血吸虫病、钩端螺旋体病、疟疾、阿米巴肝病、急性血吸虫病、丝虫病、旋毛虫病、风湿热、药热、血清病、系统性红斑狼疮、皮肌炎、结节性多动脉炎、急性胰腺炎、急性溶血、急性心肌梗死、脏器梗塞或血栓形成、体腔积血或血肿形成、大面积烧伤、白血病、恶性淋巴瘤、癌、肉瘤、恶性组织细胞病、痛风发作、甲状腺危象、重度脱水、热射病、脑出血、白塞病、高温下工作等。

(3)伴随症状：有寒战、结膜充血、口唇疱疹、肝脾肿大、淋巴结肿大、出血、关节肿痛、皮疹和昏迷等。发热的伴随症状越多，越有利于诊断或鉴别诊断，所以应尽量询问和采集发热的全部伴随症状。寒战常见于大叶肺炎、败血症、急性胆囊炎、急性肾盂肾炎、流行性脑脊髓膜炎、疟疾、钩端螺旋体病、药物热、急性溶血或输血反应等。结膜充血多见于麻疹、咽结膜热、流行性出血热、斑疹伤寒、钩端螺旋体病等。口唇单纯疱疹多出现于急性发热性疾病，如大叶肺炎、流行性脑脊髓膜炎、间日疟，流行性感冒等。淋巴结肿大见于传染性单核细胞增多症、风疹、淋巴结结核、局灶性化脓性感染、丝虫病、白血病、淋巴瘤、转移癌等。

肝脾肿大常见于传染性单核细胞增多症、病毒性肝炎、肝及胆管感染、布鲁杆菌病、疟疾、结缔组织病、白血病、淋巴瘤及黑热病、急性血吸虫病等。出血可见于重症感染及某些急性传染病，如流行性出血热、病毒性肝炎、斑疹伤寒、败血症等。也可见于某些血液病，如急性白血病、重型再生障碍性贫血、恶性组织细胞病等。关节肿痛常见于败血症、猩红热、布鲁杆菌病、风湿热、结缔组织病、痛风等。皮疹常见于麻疹、猩红热、风疹、水痘、斑疹伤寒、风湿热、结缔组织病、药物热等。昏迷发生在发热之后者常见于流行性乙型脑炎、斑疹伤寒、流行性脑脊髓膜炎、中毒性菌痢、中暑等；昏迷发生在发热前者见于脑出血、巴比妥类中毒等。

2.既往史和个人史

如过去曾患的疾病，有无外伤、做过何种手术、预防接种史和过敏史等。个人经历：如居住地、职业、旅游史和接触感染史等。职业：如工种、劳动环境等。发病地区及季节，对传染病与寄生虫病特别重要。某些寄生虫病如血吸虫病、黑热病、丝虫病等有严格的地区性。斑疹伤寒、回归热、白喉、流行性脑脊髓膜炎等流行于冬春季节；伤寒、乙型脑炎、脊髓灰质炎则流行于夏秋；钩端螺旋体病的流行常见于夏收与秋收季节。麻疹、猩红热、伤寒等急性传染病病愈后常有较牢固的免疫力，第二次发病的可能性甚少。中毒型菌痢、食物中毒的患者发病前多有进食不洁饮食史；疟疾、病毒性肝炎可通过输血传播。阿米巴肝病可有慢性痢疾病史。

(二)仔细全面体检

(1)记录体温曲线：每日记录4次体温以此判断热型。

(2)细致、精确、规范、全面和有重点的体格检查。

(三)准确的实验室检查

1.常规检查

包括三大常规(即血常规、尿常规和大便常规)、血沉和肺部X线片。

2.细菌学检查

可根据病情取血、骨髓、尿、胆汁、大便和脓液进行培养。

(四)针对性的特殊检查

1.骨髓穿刺和骨髓活检

对血液系统的肿瘤和骨髓转移癌有诊断意义。

2.免疫学检查

免疫球蛋白电泳、类风湿因子、抗核抗体、抗双链DNA抗体等。

3.影像学检查

如超声波、电子计算机X线体层扫描(CT)和磁共振成像(MRI)下摄像仪检查。

4.淋巴结活检

对淋巴组织增生性疾病的确诊有诊断价值。

5.诊断性探查术

对经过以上检查仍不能诊断的腹腔内肿块可慎重采用。

四、鉴别诊断

(一)急性发热

急性发热指发热在2周以内者。病因主要是感染，其局部定位症状常出现在发热之后。准确的实验室检查和针对性的特殊检查对鉴别诊断有很大的价值。如果发热缺乏定位，白细胞计数不高或减低难以确定诊断的大多为病毒感染。

(二)慢性发热

1.长期发热

长期发热指中高度发热超过2周以上者。常见的病因有四类：即感染、结缔组织疾病、肿瘤和恶性血液病。其中以感染多见。

(1)感染：常见的原因有伤寒、副伤寒、结核、败血症、肝脓肿、慢性胆囊炎、感染性心内膜炎、急性血吸虫病、传染性单核细胞增多症、黑热病等。

感染所致发热的特点：①常伴畏寒和寒战。②白细胞数$>10 \times 10^9/L$、中性粒细胞$>80\%$、杆状核粒细胞$>5\%$，常为非结核感染。③病原学和血清学的检查可获得阳性结果。④抗生素治疗有效。

(2)结缔组织疾病：常见的原因有系统性红斑狼疮、风湿热、皮肌炎、贝赫切特综合征、结节性多动脉炎等。

结缔组织疾病所致发热的特点：①多发于生育期的妇女。②多器官受累、表现多样。③血清中有高滴度的自身抗体。④抗生素治疗无效且易过敏。⑤水杨酸或肾上腺皮质激素治疗有效。

(3)肿瘤：常见各种恶性肿瘤和转移性肿瘤。肿瘤所致发热的特点：无寒战、抗生素治疗无效，伴进行性消瘦和贫血。

(4)恶性血液病：常见于恶性淋巴瘤和恶性组织细胞病。恶性血液病所致发热的特点：常伴于肝脾肿大，全血细胞计数减少和进行性衰竭，抗生素治疗无效。

2.慢性低热

指低度发热超过3周以上者，常见的病因有器质性和功能性低热。

(1)器质性低热：①感染，常见的病因有结核、慢性泌尿系感染、牙周脓肿、鼻旁窦炎、前列腺炎和盆腔炎等。注意进行有关的实验室检查和针对性的特殊检查对鉴别诊断有很大的价值。②非感染性发热，常见的病因有结缔组织疾病和甲亢，凭借自身抗体和毛、爪的检查有助于诊断。

(2)功能性低热：①感染后低热，急性传染病等引起高热在治愈后，由于体温调节中枢的功能未恢复正常，低热可持续数周，反复的体检和实验室检查未见异常。②自主神经功能紊乱，多见于年轻女性，一天内体温波动不超过0.5℃，体力活动后体温不升反降，常伴颜面潮红、心悸、手颤、失眠等。并排除其他原因引起的低热后才能诊断。

第二节　发绀

一、发绀的概念

发绀是指血液中脱氧血红蛋白增多，使皮肤，黏膜呈青紫色的表现。广义的发绀还包括由异常血红蛋白衍生物(高铁血红蛋白、硫化血红蛋白)所致皮肤黏膜青紫现象。发绀在皮肤较薄、色素较少和毛细血管丰富的部位如口唇、鼻尖、颊部与甲床等处较为明显，易于观察。

二、发绀的病因、发生机制及临床表现

发绀的原因有血液中还原血红蛋白增多及血液中存在异常血红蛋白衍生物两大类。

(一)血液中还原血红蛋白增多

血液中还原血红蛋白增多所致引起的发绀，是发绀的主要原因。

血液中还原血红蛋白绝对含量增多。还原血红蛋白浓度可用血氧未饱和度表示，正常动脉血氧未饱和度为5%，静脉内血氧未饱和度为30%，毛细血管中血氧未饱和度约为前两者的平均数。每1g血红蛋白约与1.34mL氧结合。当毛细血管血液的还原血红蛋白量超过50g/L(5g/dL)时，皮肤黏膜即可出现发绀。

1. 中心性发绀

由于心、肺疾病导致动脉血氧饱和度(SaO_2)降低引起。发绀的特点是全身性的，除四肢与面颊外，亦见于黏膜(包括舌及口腔黏膜)与躯干的皮肤，但皮肤温暖。中心性发绀又可分为肺性发绀和心性混血性发绀两种。

(1)肺性发绀：①病因，见于各种严重呼吸系统疾病，如呼吸道(喉、气管、支气管)阻塞、肺部疾病(肺炎、阻塞性肺气肿、弥漫性肺间质纤维化、肺淤血、肺水肿、急性呼吸窘迫综合征)和肺血管疾病(肺栓塞、原发性肺动脉高压、肺动静脉瘘)等。②发生机制，是由于呼吸功能衰竭，通气或换气功能障碍，肺氧合作用不足，致使体循环血管中还原血红蛋白含量增多而出现发绀。

(2)心性混血性发绀：①病因，见于发绀型先天性心脏病，如法洛四联症、艾生曼格综合征等。②发生机制，是由于心与大血管之间存在异常通道，部分静脉血未通过肺进行氧合作用，即经异常通道分流混入体循环动脉血中，如分流量超过心输出量的1/3时，即可引起发绀。

2. 周围性发绀

由于周围循环血流障碍所致，发绀特点是常见于肢体末梢与下垂部位，如肢端、耳垂与鼻尖，这些部位的皮肤温度低、发凉，若按摩或加温耳垂与肢端，使其温暖，发绀即可消失。此点有助于与中心性发绀相互鉴别，后者即使按摩或加温，青紫也不消失。此型发绀又可分为淤血性周围性发绀、真性红细胞增多症和缺血性周围性发绀3种。

(1)淤血性周围性发绀：①病因，如右心衰竭、渗出性心包炎、心包填塞、缩窄性心包炎、局部静脉病变(血栓性静脉炎、上腔静脉综合征、下肢静脉曲张)等。②发生机制，是因体循环淤血、周围血流缓慢，氧在组织中被过多摄取所致。

(2)缺血性周围性发绀：①病因，常见于重症休克。②发生机制，由于周围血管痉挛收缩，心输出量减少，循环血容量不足，血流缓慢，周围组织血流灌注不足、缺氧，致皮肤黏膜呈青紫、苍白。③局部血液循环障碍，如血栓闭塞性脉管炎、雷诺病、肢端发绀症、冷球蛋白血症、网状青斑、严重受寒等，由于肢体动脉阻塞或末梢小动脉强烈痉挛、收缩，可引起局部冰冷、苍白与发绀。

(3)真性红细胞增多症：所致发绀亦属周围性，除肢端外，口唇亦可发绀。其发生机制是由于红细胞过多，血液黏稠，致血流缓慢，周围组织摄氧过多，还原血红蛋白含量增高所致。

3. 混合性发绀

中心性发绀与周围性发绀并存，可见于心力衰竭(左心衰竭、右心衰竭和全心衰竭)，因肺淤血或支气管-肺病变，致血液在肺内氧合不足以及周围血流缓慢，毛细血管内血液脱氧过多所致。

(二)异常血红蛋白衍化物

血液中存在着异常血红蛋白衍化物(高铁血红蛋白、硫化血红蛋白)，较少见。

1.药物或化学物质中毒所致的高铁血红蛋白血症

(1)发生机制：由于血红蛋白分子的二价铁被三价铁所取代，致使失去与氧结合的能力，当血液中高铁血红蛋白含量达 30g/L 时，即可出现发绀。此种情况通常由伯氨喹啉、亚硝酸盐、氨酸钾、次硝酸铋、磺胺类，苯丙砜、硝基苯、苯胺等中毒引起。

(2)临床表现：其发绀特点是急骤出现，暂时性，病情严重，经过氧疗青紫不减，抽出的静脉血呈深棕色，暴露于空气中也不能转变成鲜红色，若静脉注射亚甲蓝溶液。硫代硫酸钠或大剂量维生素 C，均可使青紫消退。分光镜检查可证明血中高铁血红蛋白的存在。由于大量进食含有亚硝酸盐的变质蔬菜而引起的中毒性高铁血红蛋白血症,也可出现发绀，称"肠源性青紫症"。

2.先天性高铁血红蛋白血症

患者自幼即有发绀，有家族史，而无心肺疾病及引起异常血红蛋白的其他原因，身体一般健康状况较好。

3.硫化血红蛋白血症

(1)发生机制：硫化血红蛋白并不存在于正常红细胞中。凡能引起高铁血红蛋白血症的药物或化学物质也能引起硫化血红蛋白血症，但患者须同时有便秘或服用硫化物(主要为含硫的氨基酸)。在肠内形成大量硫化氢为先决条件。所服用的含氮化合物或芳香族氨基酸则起触媒作用，使硫化氯作用于血红蛋白，而生成硫化血红蛋白，当血中含量达 5g/L 时，即可出现发绀。

(2)临床表现：发绀的特点是持续时间长，可达几个月或更长时间，因硫化血红蛋白一经形成，不论在体内或体外均不能恢复为血红蛋白，而红细胞寿命仍正常；患者血液呈蓝褐色，分光镜检查可确定硫化血红蛋白的存在。

三、发绀的伴随症状

1.发绀伴呼吸困难

常见于重症心、肺疾病和急性呼吸道阻塞、气胸等；先天性高铁系血红蛋白血症和硫化血红蛋白血症虽有明显发绀，但一般无呼吸困难。

2.发绀伴杵状指(趾)

病程较长后出现，主要见于发绀型先天性心脏病及某些慢性肺内部疾病。

3.急性起病伴意识障碍和衰竭

见于某些药物或化学物质急性中毒、休克、急性肺部感染等。

第三节　胸痛

胸痛是由多种疾病引起的一种常见症状，胸痛的程度与病情的轻重可无平行关系。因其可能表示患者存在严重的，有时甚至是威胁生命的疾病，故临床医生应重视这一主诉。评价胸痛的首要任务是区别呼吸系统疾病所致的胸痛还是其他系统疾病，尤其是心血管疾病所致的胸痛。疼痛的性质和发生的环境有助于区分心绞痛或心肌梗死的疼痛，体格检查，X 线检查和心电图检查通常可用于鉴别诊断。

胸膜疼痛的典型表现是深呼吸或咳嗽使之加重。固定胸壁可使之被控制。如果产生胸腔积液，由于发炎的胸膜被隔开可使疼痛消失。胸膜摩擦音常伴随着胸膜疼痛，但也可单独发生。源于胸壁的疼痛也可因深呼吸或咳嗽而加重，但通常能由局部触痛来鉴别。胸膜疼痛也可存在一些触痛(如肺炎链球菌肺炎伴胸膜疼痛)，但通常轻微，定位不明确，并且只有深压才能引出。带状疱疹在出疹以前，可出现难以诊断的胸痛。

一、胸痛的原因

(一)胸壁疾病

皮肤或皮下组织的化脓性感染，带状疱疹、肌炎肋间神经炎和外伤等。

(二)胸腔脏器疾病

1.呼吸系统疾病

胸膜炎、胸膜肿瘤、肺梗死、自发性气胸、肺癌、肺炎、肺脓肿等。

2.循环系统疾病

心绞痛、急性心肌梗死、心肌病、心包炎、夹层主动脉瘤、心脏神经官能症等。

3.纵隔及食管疾病

纵隔炎、纵隔肿瘤、纵隔气肿、食管炎、食管肿瘤等。

(三)横膈及腹腔脏器疾病

膈胸膜炎、膈下脓肿、肝胆疾病、脾周围炎，脾梗死、急性胰腺炎等。

二、胸痛的诊断思维

各种疾病所致的胸痛在疼痛部位、性质及持续时间等方面可有一定特点，有助于鉴别诊断。

1.疼痛的部位

胸壁疾患的疼痛常固定于局部且有明显压痛；带状疱疹的疼痛沿神经走向分布；肋间神经疼痛限于该神经的支配区；心绞痛、心肌梗死时疼痛位于胸骨后和心前区且可放射至左肩和左臂内侧；食管、纵隔疾病常在胸骨后疼痛，还可向肩部或肩胛间区放射；膈下脓肿、膈胸膜炎时患侧下胸部疼痛，也可向同侧肩部及颈部放射；胸膜炎所致胸痛常在患侧胸廓运动度较大的侧胸壁下部位。

2.疼痛的性质

肋间神经痛呈阵发性刀割样、触电样灼痛；神经根痛为刺痛；肌原性疼痛呈酸胀痛；骨源性疼痛呈锥刺痛；心绞痛呈压榨样痛；自发性气胸与急性干性胸膜炎多呈撕裂样痛或尖锐刺痛；食管炎多有灼热感或灼痛；肺癌则可有隐闷痛。

3.疼痛的时间

肌源性疼痛常在肌肉收缩时加剧；食管疾患的疼痛常在吞咽动作时发生；胸膜炎的疼痛常在深吸气或咳嗽时加剧；心绞痛多在劳动或情绪激动时发生，持续数分钟，休息或含服硝酸甘油片后 1~2min 迅速缓解；心肌梗死的胸痛可持续数小时至数日，休息及含服硝酸甘油片无效；骨源性疼痛或肿瘤所致的疼痛则为持续性的。

4.伴随症状

胸痛伴高热者考虑肺炎；伴咳脓痰者考虑肺脓肿；胸痛突然发生伴呼吸困难者应想到自发性气胸；纵隔和食管疾病胸骨后疼痛常伴咽下困难；带状疱疹在病变的神经支配区先有皮肤过敏，后出现成簇小丘疹和疱疹。

5.年龄

青壮年胸痛者多注意肌原性胸痛、肋软骨炎、胸膜炎、肺炎、肺结核；中老年胸痛多考虑心血管疾病、肿瘤侵犯。

第四节　呼吸困难

正常人平静呼吸时，其呼吸运动无须费力，也不易察觉。呼吸困难尚无公认的明确定义，通常是指伴随呼吸运动所出现的主观不适感，如感到空气不足、呼吸费劲等。体格检查时可见患者用力呼吸，辅助呼吸肌参加呼吸运动，如张口抬肩，并可出现呼吸频率、深度和节律的改变。严重呼吸困难时，可出现鼻翼翕动、发绀，患者被迫采取端坐位。许多疾病可引起呼吸困难，如呼吸系统疾病、心血管疾病、神经肌肉疾病、肾脏疾病、内分泌疾病(包括妊娠)、血液系统疾病、类风湿疾病以及精神情绪改变等。正常人运动量大时也会出现呼吸困难。

一、呼吸困难的临床类型

1.肺源性呼吸困难

肺源性呼吸困难的两个主要原因是肺或胸壁顺应性降低引起的限制性缺陷和气流阻力增加引起的阻塞性缺陷。限制性呼吸困难的患者(如肺纤维化或胸廓变形)在休息时可无呼吸困难，但当活动使肺通气接近其最大受限的呼吸能力时，就有明显的呼吸困难。阻塞性呼吸困难的患者(如阻塞性肺气肿或哮喘)，即使在休息时，也可因努力增加通气而致呼吸困难。且呼吸费力而缓慢，尤其是在呼气时。尽管详细询问呼吸困难感觉的特性和类型有助于鉴别限制性和阻塞性呼吸困难，然而这些肺功能缺陷常是混合的，呼吸困难可显示出混合和过渡的特征。体格检查和肺功能测定可补充得之于病史的详细信息。体格检查有助于显示某些限制性呼吸困难的原因(如胸腔积液、气胸)，肺气肿和哮喘的体征有助于确定其基础的阻塞性肺病的性质和严重程度。肺功能检查可提供限制性或气流阻塞存在的数据，可与正常值或同一患者不同时期的数据作比较。

2.心源性呼吸困难

在心力衰竭早期，心输出量不能满足活动期间的代谢增加，因而组织和大脑酸中毒使呼吸运动大大增强，患者过度通气。各种反射因素，包括肺内牵张感受器，也可促成过度通气，患者气短，常伴有乏力、窒息感或胸骨压迫感。其特征是"劳力性呼吸困难"，即在体力运动时发生或加重，休息或安静状态时缓解或减轻。在心力衰竭后期，肺充血水肿，僵硬的肺脏通气量降低，通气用力增加。反射因素，特别是肺泡-毛细血管间隔内毛细血管旁感受器，有助于肺通气的过度增加。心力衰竭时，循环缓慢是主要原因，呼吸中枢酸中毒和低氧起重要作用。端坐呼吸是在患者卧位时发生的呼吸不舒畅，迫使患者取坐位。其原因是卧位时回流入左心的静脉血增加，而衰竭的左心不能承受这种增加的前负荷，其次是卧位时呼吸用力增加。端坐呼吸有时发生于其他心血管疾病，如心包积液。急性左心功能不全，患者常表现为阵发性呼吸困难。其特点是多在夜间熟睡时，因呼吸困难而突然憋醒，胸部有压迫感，被迫坐起，用力呼吸。轻者短时间后症状消失，称为夜间阵发性呼吸困难。病情严重者，除端坐呼吸外，尚可有冷汗。发绀、咳嗽、咳粉红色泡沫样痰，心率加快，两肺出现哮鸣音、湿性啰音，称为心源性哮喘。是由于各种心脏病发生急性左心功能不全。导致急性肺水肿所致。

3.中毒性呼吸困难

糖尿病酸中毒产生一种特殊的深大呼吸类型，然而，由于呼吸能力储存完好，故患者很少主诉呼吸困难。尿毒症患者由于酸中毒、心力衰竭、肺水肿和贫血联合作用造成严重气喘，患者可主诉呼吸困难。急性感染时呼吸加快，是由于体温增高及血中毒性代谢产物刺激呼吸中枢引起的。吗啡、巴比妥类药物急性中毒时，呼吸中枢受抑制，使呼吸缓慢，严重时出现潮式呼吸或间停呼吸。

4.血源性呼吸困难

由于红细胞携氧量减少，血含氧量减低，引起呼吸加快，常伴有心率加快。发生于大出血时的急性呼吸困难是一个需立即输血的严重指征。呼吸困难也可发生于慢性贫血，除非极度贫血，否则呼吸困难仅发生于活动期间。

5.中枢性呼吸困难

颅脑疾病或损伤时，呼吸中枢受到压迫或供血减少，功能降低，可出现呼吸频率和节律的改变。如病损位于间脑及中脑上部时出现潮式呼吸；中脑下部与桥脑上部受累时出现深快均匀的中枢型呼吸；桥脑下部与延髓上部病损时出现间停呼吸；累及延髓时出现缓慢不规则的延髓型呼吸，这是中枢呼吸功能不全的晚期表现；叹气样呼吸或抽泣样呼吸常为呼吸停止的先兆。

6. 精神性呼吸困难

癔病时，其呼吸困难主要特征为呼吸浅表频速，患者常因过度通气而发生胸痛、呼吸性碱中毒。易出现手足搐搦症。

二、呼吸困难的诊断思维

根据呼吸困难多种多样的临床表现可引导出对某些疾病的诊断思维。以下可供参考。

1. 呼吸频率

每分钟呼吸超过 24 次称为呼吸频率加快，见于呼吸系统疾病、心血管疾病、贫血、发热等。每分钟呼吸少于 10 次称为呼吸频率减慢，是呼吸中枢受抑制的表现，见于麻醉安眠药物中毒、颅内压增高、尿毒症、肝性脑病等。

2. 呼吸深度

呼吸加深见于糖尿病及尿毒症酸中毒；呼吸变浅见于肺气肿、呼吸肌麻痹及镇静剂过量。

3. 呼吸节律

潮式呼吸和间停呼吸见于中枢神经系统疾病和脑部血液循环障碍如颅内压增高、脑炎、脑膜炎、颅脑损伤、尿毒症、糖尿病昏迷、心力衰竭、高山病等。

4. 年龄性别

儿童呼吸困难应多注意呼吸道异物、先天性疾病、急性感染等；青壮年则应想到胸膜疾病、风湿性心脏病、结核；老年人应多考虑冠心病、肺气肿、肿瘤等。癔病性呼吸困难较多见于年轻女性。

5. 呼吸时限

吸气性呼吸困难多见于上呼吸道不完全阻塞如异物、喉水肿、喉癌等，也见于肺顺应性降低的疾病如肺间质纤维化、广泛炎症、肺水肿等。呼气性呼吸困难多见于下呼吸道不完全阻塞，如慢性支气管炎、支气管哮喘、肺气肿等。大量胸腔积液、大量气胸、呼吸肌麻痹、胸廓限制性疾病则呼气、吸气均感困难。

6. 起病缓急

呼吸困难缓起者包括心肺慢性疾病，如肺结核、尘肺、肺气肿、肺肿瘤、肺纤维化、冠心病、先心病等。呼吸困难发生较急者有肺水肿、肺不张、呼吸系统急性感染、迅速增长的大量胸腔积液等。突然发生严重呼吸困难者有呼吸道异物、张力性气胸、大块肺梗死、成人呼吸窘迫综合征等。

7. 患者姿势

端坐呼吸见于充血性心力衰竭患者；一侧大量胸腔积液患者常喜卧向患侧；重度肺气肿患者常静坐而缓缓吹气；心肌梗死患者常叩胸作痛苦貌。

8. 劳力活动

劳力性呼吸困难是左心衰的早期症状，肺尘埃沉着症、肺气肿、肺间质纤维化、先天性心脏病往往也以劳力性呼吸困难为早期表现。

9. 职业环境

接触各类粉尘的职业是诊断尘肺的基础；饲鸽者、种蘑菇者发生呼吸困难时应考虑外源性过敏性肺泡炎。

10. 伴随症状

伴咳嗽、发热者考虑支气管-肺部感染；伴神经系统症状者注意脑及脑膜疾病或转移性肿瘤；伴特纳综合征者考虑肺尖瘤；伴上腔静脉综合征者考虑纵隔肿块；触及颈部皮下气肿时立即想到纵隔气肿。

第二章 内科常用的诊疗技术

第一节 机械通气

机械通气是指用人工的机械装置定期向患者呼吸道输送空气(或氧气)来代替或辅助患者进行呼吸，以达到增加通气量，改善换气功能，保证氧供，减少呼吸功能消耗的目的。

一、适应证与禁忌证

1.适应证

(1)慢性阻塞性肺疾病(COPD)所致呼吸衰竭：①出现严重呼酸,pH<7.20～7.25。②$PaCO_2$进行性升高，超过 9.33～1067kPa(40～80mmHg)。③氧疗后 PaO_2 仍低于 4.67～6.0kPa(35～45mmHg)。④呼吸频率>30～40 次/min，或出现呼吸衰竭。⑤严重神志障碍。

(2)重症哮喘所致呼吸衰竭：①呼吸抑制和意识障碍，呈重度衰竭表现。②极度呼吸困难，呼吸频率超过 40 次/min。③吸氧浓度超过 60%而 PaO_2 仍低于 8.0kPa(60mmHg)，$PaCO_2$超过 6.0kPa(45mmHg)。④呼碱合并代酸。

(3)急性呼吸窘迫综合征(ARDS)或重症肺炎所致呼吸衰竭：①虽然面罩给氧，FiO_2超过 50%～60%，而 PaO_2 仍低于 8.0kPa(60mmHg)。②氧疗过程中 PaO_2 进行性下降，增加 FiO_2 反应不佳。③pH<7.30，$PaCO_2$超过 6.0kPa(45mmHg)，出现呼酸。

(4)呼吸中枢受损所致呼吸衰竭：见于颅脑外伤、脑炎、脑水肿、脑出血或镇静剂过量等。①$PaCO_2$>6.7kPa(50mmHg)，pH<7.25，存在呼酸。②FiO_2>50%而 PaO_2 仍低于 8.0kPa(60mmHg)。③呼吸频率>30～40 次/min 或<6～8 次/min。④咳嗽、吞咽反射减弱或消失，有窒息危险。

(5)神经肌肉疾病所致呼吸衰竭：见于脊髓灰质炎、肌肉萎缩性侧索硬化症、多发性神经炎、重症肌无力等。①最大吸气负压<2.45kPa($25cmH_2O$)。②肺活量<15mL/kg。③$PaCO_2$>6.0kPa(45mmHg)。④呼吸频率>30～40 次/min。

(6)心肌梗死后呼吸衰竭：与心梗后急性心功能不全、肺水肿有关。一般认为 FiO_2>60%而 PaO_2<8.0kPa(60mmHg)，无致命心律失常的心梗，可考虑进行机械通气。

(7)外科手术后呼吸功能不全常见于开胸手术、上腹部大手术或术前有潜在呼吸功能不全的患者。①呼吸频率>40 次/min 或<5 次/min。②$PaCO_2$>6.7kPa(50mmHg)。③FiO_2>40%而 PaO_2<8.0kPa(60mmHg)。④出现进行性呼吸困难，PaO_2 进行性下降，疑有 ARDS 发生。

(8)呼吸、心搏骤停：是进行机械通气的紧急指征。

2.禁忌证

随着机械通气技术的进步，现代机械通气已无绝对禁忌证。

相对禁忌证主要有以下几个方面：①大咯血活动期。②未经胸腔减压的严重气胸。③巨大肺大泡。④多发性肋骨骨折。⑤严重低血压或休克。

二、机械通气模式及临床应用

1.间歇正压通气(PPV)

也称控制通气(CV)，分为定压型和定容型两类。无论患者自主呼吸情况如何，呼吸机均按预设的参数为患者提供通气支持，通气频率、潮气量、吸/呼比完全由呼吸机控制。可用于：①呼吸中枢严重抑制或重度通气泵衰竭，自主呼吸非常微弱或完全停止时；②严重缺氧的急性肺水肿、急性肺损伤或 ARDS 患者；③需要实施反比通气、控制低通气及控制过度通气时。

2. 同步间歇正压通气(SIPPV)

亦即辅助-控制通气(A-CV)。SIPPV 与 IPPV 的区别在于可由患者自主呼吸触发呼吸机提供 IPPV。目前使用较少。

3. 辅助通气(AV)

呼吸频率完全由患者控制，而呼吸方式和潮气量由呼吸机控制。近年来已被一些新型辅助通气模式所代替。

4. 压力控制通气(PVC)

与 IPPV 相比，其吸气相向呼气相转换采用时间切换；并将气道压控制在一定水平之内，减少了发生气压伤的机会在一定程度上减小了胸肺顺应性或气道阻力变化时对潮气量的影响，有利于肺泡充盈和肺内气体交换。可以和 IPPV、SIMV 等通气方式配合使用。

5. 间歇指令通气(IMV)和同步间歇指令通气(SIMV)

IMV 是指呼吸机以预置的频率间断进行 IPPV，IPPV 的间歇允许患者无辅助自主呼吸存在。SIMV 与 IMV 的区别在于 IPPV 是由患者自主呼吸触发的，若等待触发期内无自主呼吸，则在触发窗结束时由呼吸机强制给予 IPPV。由于减少了人机对抗，SIMV 应用远比 IMV 普遍。优点：①自主呼吸与 IPPV 有机结合，可保证有效通气量；②允许自主呼吸存在，有利于呼吸肌功能的维持和锻炼；③增加患者的舒适感；④当 $PaCO_2$ 过高或过低时，可通过患者自主呼吸的调节来加以纠正。

6. 指令分钟通气量通气(MMV)

该通气方法一般不会因患者自主呼吸能力衰退而导致严重通气不足和缺氧，并有利于保证由机械控制通气向自主呼吸平稳过渡，减少了人工监测和调节呼吸机的次数。临床上可安全地用于麻醉和外科手术后呼吸功能不全、神经肌肉疾病所致呼吸衰竭等患者的恢复过程中。对小潮气量、快频率的不良方式呼吸的患者应避免使用 MMV。

7. 压力调节容量控制通气(PRVCV)

是一种结合了容量控制模式和压力控制模式优点的新型控制通气模式。适用于各种自主呼吸能力微弱或无自主呼吸的患者，对呼吸系统力学特性欠稳定者尤其合适。

8. 压力支持通气(PSV)

亦称吸气压力支持(IPS)，由患者的自主吸气努力触发呼吸机，提供一个恒定的预设气道正压，直至吸气结束。该通气模式与自主呼吸有很好的相容性，患者自觉舒服。通过调节吸气压力支持水平，不同程度地分担了一部分呼吸功能，有利于撤机，是目前临床采用较多的撤机通气方式之一。

9. 容量支持通气(VSV)

可以说是智能化的 PSV。当患者自主呼吸启动呼吸机后，呼吸机能在每一次通气中自动测定胸肺顺应性、潮气量、通气频率等，并根据测得结果自动调节下一次通气时的吸气压力支持水平，使实际分钟通气量在预设分钟通气量之上。

10. 容量保障压力支持通气(VAPSV)

是 PSV 和定容型辅助通气相结合的结果。VAPSV 可提供更好的吸气流速，增加患者的舒适感，减轻呼吸肌负荷。

11. 反比通气(IRV)

将吸气时间/呼气时间的比值设计为(1.5~4)：1，与正常吸呼比相反。仅限用于严重低氧血症经用较高水平呼气末气道内正压(PEEP)而氧合仍不理想者。

12. 持续气道正压(CPAP)

在患者自主呼吸的过程中，呼吸机在吸气期提供一个超过自主吸气气流的高速气流，呼气期给呼出气流一定阻力，从而使气道压力始终高于大气压。一般插管患者可从$0.20\sim$$0.49kPa(2\sim5cmH_2O)$开始，根据需要可增至$0.98\sim1.47kPa(10\sim15cmH_2O)$，最高不超过$2.45kPa(25cmH_2O)$；采用面罩通气者，通常采用$0.20\sim0.98kPa(2\sim10cmH_2O)$的CPAP，一般不超过$1.47kPa(15cmH_2O)$。仅适用于有较稳定自主呼吸的患者，轻症或恢复期ARDS、阻塞性睡眠呼吸暂停综合征、哮喘等可酌情采用。

13. 气道压力释放通气(APRV)和间歇指令压力释放通气(IMPRV)

APRV是在CPAP基础上，通过周期性气道压力释放造成呼吸系统被动增加呼出容积，从而达到增加肺泡通气目的的一种通气方式。当APRV与自主呼吸同步，并按间歇指令进行时，即为IMPRV。

14. 双水平气道正压(BiPAP)

是一种新型综合通气模式。通气时需设置2个压力水平P_1、P_2及其相应的执行时间t_1、t_2。既可用于自主呼吸，也可用于控制呼吸，在这两个水平上均可有自主呼吸存在。调节P_1、P_2、t_1、t_2可产生压力控制IPPV、压力控制SIMV、CPAP、IRV、APRV等多种通气模式。在一些简单的无创性BiPAP呼吸机上，P_1被称为吸气末气道正压(IPAP)，P_2被称为呼气末气道正压(EPAP)，在患者进行自主呼吸时，IPAP和EPAP或执行时间完全由自主呼吸决定，无须预先设置。

三、呼吸机参数的调节

1. 每分通气量、潮气量和通气频率

一般要求每分通气量达到$6\sim10L$才能获得理想的通气效果。正常的成人，自主呼吸的潮气量为$6\sim8mL/kg$。有关潮气量的大小，目前意见尚未完全一致，以前多采用$10\sim15mL/kg$进行机械通气，近年来有些研究者提出将潮气增减少为$5\sim7mL/kg$。通气频率的确定取决于通气方式，应根据患者自主呼吸能力选择。

2. 吸气流速

适当的吸气流速可维持良好的通气功能，吸气流速过快将增加气道压力，产生气压伤。吸气流速的调节一般原则为：婴儿$4\sim10L/min$，成人$40\sim80L/min$。

3. 吸气与呼气时间比

正常人平静呼吸时，吸气时间为$0.8\sim3.2s$，吸气与呼气时间比为$1:(1.5\sim2.0)$。因此，对无明显肺部疾病的患者，吸气与呼气时间比一般调整在$1:(1.5\sim2.0)$。对于存在基础肺部疾病的患者，应根据具体情况作必要的调节。

4. 吸氧浓度

一般定容型呼吸机可在$21\%\sim100\%$之间随意调节吸氧浓度。吸氧浓度选择的原则为：在维持PaO_2在$8.0kPa(60mmHg)$以上的前提下，使用最低的吸氧浓度。

四、并发症

(1)呼吸机相关性肺损伤：主要包括压力伤、容积伤和生物伤，表现为肺间质气肿、纵隔气肿、气胸、肺实质炎性浸润等。

(2)血流动力学影响：胸腔内压力升高，心排出量减少，血压下降。

(3)呼吸机相关肺炎(VAP)。

(4)气管导管插入过浅或过深，导管气囊压迫气管，痰栓阻塞导管等。

第二节　内镜诊断

一、胃镜检查

1.胃镜检查适应证

一般来说一切食管、胃、十二指肠疾病诊断不明者，均可行此项检查，主要适应证如下。

(1)有吞咽困难，胸骨后烧灼感、疼痛，上腹胀满、疼痛，恶心、呕吐及食欲下降等上消化道症状而原因未明者。

(2)上消化道出血。

(3)X 线钡餐不能确诊或需活检进行病理检查的上消化道疾病。

(4)需内镜随访观察的病变，如消化性溃疡、萎缩性胃炎、反流性食管炎。

(5)药物治疗前后对比观察或胃手术后的随访。

(6)需做内镜治疗的患者，如取异物、出血、息肉摘除、食道静脉曲张的硬化剂注射或套扎，食管狭窄的扩张治疗等。

2.胃镜检查禁忌证

(1)严重的心肺疾病。

(2)休克或昏迷者。

(3)神志不清，精神失常而不能合作者。

(4)上消化道穿孔急性期。

(5)严重的咽喉部疾患，腐蚀性食道炎和胃炎，巨大食管憩室、主动脉瘤及严重颈胸脊柱畸形等。

(6)急性传染性肝炎或胃肠道传染病，暂停检查，慢性乙型肝炎、丙型肝炎或抗原携带者、AIDS 患者应备有特殊的消毒措施。

二、结肠镜检查

1.结肠镜检查适应证

(1)有腹泻、便血、便秘、下腹痛、腹部包块、大便习惯改变等症状和体征，病因不明者。

(2)钡灌肠检查异常但不能明确诊断或需活检进行病理检查者。

(3)肠道炎性疾病的诊断与随访观察。

(4)下消化道出血原因未明者。

(5)结肠肿瘤的诊断和术后随访，癌前病变的监视，息肉摘除术后随访观察。

(6)需作下消化道出血及结肠息肉摘除等治疗者。

2.结肠镜检查禁忌证

(1)肛门直肠严重狭窄。

(2)急性重度结肠炎性病变。

(3)急性弥漫性腹腔炎及腹腔脏器穿孔。

(4)妊娠妇女。

(5)严重的心肺功能不全，精神失常及昏迷患者。

三、纤维支气管镜检查

1.纤维支气管镜检查适应证

(1)原因不明的咯血或痰中带血。

（2）原因不明的咳嗽，或原有的咳嗽在性质上发生了变化，特别是中老年人。

（3）支气管阻塞，表现为局限性肺气肿，局限性干性啰音或哮鸣音以及阻塞性肺炎或肺不张等。

（4）临床表现或X线检查疑为肺癌者。

（5）痰细胞学检查阳性，肺内未找到病变者。

（6）原因不明的喉返神经麻痹或膈神经麻痹者。

（7）诊断不明的支气管、肺部疾病或弥漫性肺部疾病诊断困难，需经纤维支气管内窥镜检查，做支气管肺活检、刷检或冲洗等，进行细胞学及细菌学检查者。

（8）难以解释的痰中找到结核抗酸杆菌或肺结核并发肺癌者。

（9）协助选择性支气管造影。

（10）纤维支气管内窥镜检查在治疗上的应用，如移除分泌物，治疗肺不张、止血，吸引冲洗，引流肺脓肿，了解病变范围，确定外科手术方式，评价治疗效果等。

2.禁忌证

（1）大咯血，应停止咯血1周后进行。

（2）肺部功能严重损害。

（3）高血压。

（4）严重器质性心脏病。

（5）严重急性肺部感染或高热。

（6）疑主动脉瘤。

（7）全身衰竭不能耐受。

（8）颅内高压。

（9）哮喘发作期。

（10）精神失常。

第三节　放射性核素诊断

随着我国核医学事业的迅速发展，放射性核素在临床医学中的应用日趋广泛和普及。利用放射性核素及其标记化合物对疾病进行诊断和研究，是现代医学的重要诊断技术之一。

放射性核素诊断方法按放射性核素是否引入受检者体内可分为两类。凡不需要引入体内者称体外检查法（in vitro methods），如放射免疫分析。凡需要将放射性核素引入体内者称为体内检查法（in vivo methods），体内检查法根据最后是否成像又分为显像和非显像两种。利用放射性核素实现脏器和病变显像的方法称作放射性核素显像，这种显像有别于单纯形态结构的显像。是一种独特的功能显像，为核医学所独有。

一、核素非显像检查法

核素非显像检查法是利用较为简便的放射性探测器在体表探测和记录放射性核素或其标记物在脏器和组织中被摄取、聚集和排出的情况，以时间-放射性曲线等形式显示，并可由此计算各种定量指标，以判断正常与异常。临床上常用的有甲状腺对^{131}I的摄取功能，肾脏肾小管分泌或肾小球过滤功能，即"肾图"，红细胞寿命及红细胞破坏场所的测定，心室功能的测定等。此种检查方法由于探测器是在体表根据脏器和组织的正常解剖位置定位，这种定位与受检者脏器和组织的实际位置不一定吻合，有时差异很大。定位的不确定性将影响测量结果的可靠性，是非显像检查法的重要缺点，因此在有条件进行显像法检查的单位，非显像检查法已很少运用。但由于它具有价廉和方便的特点，作为初筛检查也有一定临床价值。

二、放射性核素显像(RNI)

核素显像检查法是将放射性药物引入人体后,利用脏器和病变组织对放射性药物摄取的差别,通过显像仪器来显示脏器和病变的影像。由于近代核医学仪器,如γ相机和发射型计算机断层等及放射性药物的发展,人体的任何脏器或系统几乎均可使用 RNI,加上计算机的应用,使显像与脏器的动态功能结合起来,这就是核医学独特的显像,它与其他形态结构显像的主要区别也在于此。

(一)核素显像显示方式

放射性核素具有多种显像方式,可简单归纳如下。

1. 静态显像

当显像剂在脏器内或病变处的浓度处于稳定状态时进行显像称为静态显像。这种显像允许采集足够的放射性计数用以成像,故所得影像清晰,多用作观察脏器和病变的位置、形态、大小和放射性分布。根据脏器整体和局部放射性的多少可对脏器的整体功能和局部功能做出判断。

2. 动态显像

显像剂随血流流经或灌注脏器,或被脏器不断摄取和排泄,或在脏器内反复充盈和射出等过程,造成脏器内的放射性在数量上或在位置上随时间而变化。用放射性显像装置以一定的速度连续采集该脏器的这些变化影像,将它们系列化或以电影方式显示,便成为能够反映上述各种变化过程的动态影像。动态显像就是通过一系列的影像来观察放射性在脏器或病变部位聚集和排出的速度和数量,并据此了解脏器和病变部位的血流灌注、血容量、脏器功能等情况,还可通过计算机处理,获得很多参数。

动态显像与静态显像联合进行,称为多相显像。如静脉注射骨骼显像剂后,先进行动态显像获得局部骨骼血流灌注和血池影像,延迟 3 小时再进行显像,得到反映骨盐代谢的静态影像,称为骨骼三相显像。

3. 局部显像

指只显示身体某一部位或某一脏器的影像,是最常用的显像方式。

4. 全身显像

利用了照相机的探头沿体表做匀速移动,从头至足依序采集全身各部位的放射性,将它们显示为全身影像。常用于全身骨骼显像、全身骨髓显像、探寻肿瘤或炎性灶,有重要的临床价值。

5. 平面显像

将放射性显像装置的放射性探头置于体表的一定位置,采集某脏器的放射性成像,称为平面显像。平面显像由于叠加因素,因此对较小的,尤其较深在的病变不易发现。

6. 断层显像

断层影像在一定程度上避免了放射性的重叠,能比较正确地显示脏器内放射性分布的真实情况,有助于发现内在结构的放射性分布的轻微异常,检出较小的病变,也有利于进行较为精确的定量分析,是研究脏器局部血流量和代谢率必不可少的方法。

7. 阳性显像

又称热区显像,指在静态显像上以放射性增高为异常的显像,如急性心肌梗死显像肝血池显像、骨骼显像、放射免疫显像和^{67}Ga 显像等。这种显像较易发现异常病灶。

8. 阴性显像

又称冷区显像指在静态显像上以放射性减低为异常的显像,如心肌灌注显像、肝显像、肾显像等属此类型。

有些显像既是阳性显像又是阴性显像,如脑局部血流显像,无论放射性增高或减低,都为异常。

（二）放射性核素显像的临床应用

1. 神经系统

（1）局部脑血流（rCBF）：用于短暂性脑缺血发作（TIA）、脑内低灌注区的探测、难治性癫痫灶的探测及其定位，在临床上有重要意义。

（2）^{201}T1 和 ^{99m}TC-MIBI 显像：有助于脑瘤术后复发与瘢痕、水肿的鉴别诊断。

（3）脑池显像：对交通性脑积水的诊断优于 X 线脑池造影。

（4）核素脑血管造影：是诊断脑死亡的可靠方法之一。

2. 心血管系统

（1）首次通过放射性核素心血管造影（FPRNA）：主要用于诊断先天性心脏病、腔静脉阻塞综合征及脏器灌注显像。

（2）平衡法放射性核素心血管造影（ER-NA）：包括心血池显像、室壁运动电影显示及心功能测定等。

（3）心肌灌注显像：由于在运动和静息时病变区的灌注不同，因而能发现心肌有无缺血、缺血区域的范围和程度，是早期诊断冠心病最灵敏的方法。

（4）心肌梗死梗死灶显像：选用 ^{99m}TC 焦磷酸盐或 ^{111}In-抗肌凝蛋白抗体可使心肌梗死灶直接显像，对急性心肌梗死有很高的灵敏度，并可显示病变大小，有重要的预后价值。

3. 呼吸系统

放射性核素检查在呼吸系统疾病的诊断，从形态到功能提供了灵敏、无创的影像诊断方法。

（1）肺通气和肺灌注显像：两者相结合是诊断肺栓塞的首选方法。

（2）肺灌注显像：可用于诊断肺内有无右到左分流；中心型肺癌出现大片肺血流灌注不良表示肺动脉受累，手术困难。

（3）肺通气和肺灌注显像：还可用于慢性阻塞性肺疾病、支气管哮喘及支气管扩张等疾病的诊断。

4. 消化系统

（1）肝血池显像：对肝血管瘤的诊断有较高的灵敏度和特异性。

（2）肝实质显像：是肝局部增生的特异性诊断方法。

（3）肝胆显像：是肝腺瘤和胆汁漏的特异性诊断方法，并能鉴别诊断新生儿黄疸和进行移植肝监测。

（4）^{99m}Tc-PMT/放射免疫显像：对肝癌有较高的补充诊断价值。

（5）标记红细胞显像：可定位诊断消化道出血。

（6）食管及胃显像：是定量诊断食管通过功能障碍性疾病和胃动力异常疾病的简单方法。

（7）胃食管反流显像和十二指肠胃反流显像：是最符合生理要求且灵敏的定量诊断反流性疾病的方法。

5. 内分泌系统

（1）甲状腺显像：不仅可显示甲状腺的形态、大小和位置，其放射性分布还可反映甲状腺的功能状况，对甲状腺结节性质的判断有决定性价值。

（2）^{99m}Tc（V）-DMSA 显像：用于诊断甲状腺髓样癌。

（3）全身/颈部 ^{131}I 显像：用于甲状腺癌转移灶的探测。

（4）甲状旁腺显像：有助于甲状旁腺瘤定位诊断。

（5）肾上腺皮质显像：适用于肾上腺皮质功能亢进性微小腺瘤的诊断和定位。

（6）^{131}I-MIBG 显像：用于异位嗜铬细胞瘤和其他神经内分泌肿瘤的诊断和恶性嗜铬细胞瘤和其他神经内分泌肿瘤转移灶的定性诊断。

6. 泌尿系统

(1)肾静态显像：可直接、全影显示先天性肾畸形和位置异常，是"肾柱"肥大和肾小管腺瘤的特异性诊断方法。

(2)肾动态显像：用于无尿路梗阻的肾功能判断和尿路梗阻与单纯尿路扩张的鉴别诊断，也可用于小儿肾积水残留肾功能的判断和单侧肾动脉狭窄高血压的诊断。

7. 骨骼系统

(1)局部骨显像：用于急性化脓性骨髓炎和无菌性骨、骨骺坏死的早期诊断和近期骨折与陈旧性骨折的鉴别诊断。

(2)全身骨显像：用于恶性肿瘤骨转移的早期诊断和早期诊断骨代谢性疾病。

8. 血液淋巴系统

(1)全身骨髓显像：用于骨髓功能的宏观判断。

(2)脾显像：探测副脾及监测移植脾。

(3)淋巴显像：用于肢体淋巴水肿分型及乳糜外溢定位。

(三)放射性核素显像的临床应用价值

γ照相机是核医学学科最基本和最重要的显像仪，由γ闪烁晶体探测器、探测器支架、计算机操纵运算台和显示器等部件组成，其基本部件是γ-闪烁晶体探测器，由它对体内的放射性进行探测，形成的定位脉冲信号由计算机采集和处理，最后以不同的灰度或颜色和不同的方式显示出脏器和病变的影像。若附有特殊装置可以进行全身显像。1979年，第一台实用的单光子发射型计算机断层照相机(SPECT)研制成功。接着，正电子发射型计算机断层(PET)的研制也相继成功，开始了放射性核素断层显像的时代，它们不仅可以提供脏器或病变的二维平面静态和动态影像，并可给出三维图像或任选的断层图像，能显示深部组织和病变，进行真正的定量分析。经过10余年的技术发展和经验积累，SPECT已成为心、脑显像，尤其是脑血流和功能显像不可缺少的重要方法；PET已成为当今在分子水平上利用影像技术研究人体心脑代谢和受体功能的唯一手段，显示核医学显像的巨大优越性。放射性核素断层显像称为发射型(emision)，是因为它所探测的射线是引入体内的放射性核素发射出来的X射线，而X线、CT探测的射线是来源于体外并穿透入人体的X线射线，后者称为穿透型(transmission)。一些放射性核素显像因脏器或病变特异性地聚集某一种显像剂而显影，因此影像具有较高的特异性，可特异地显示诸如各种神经受体、不同组织类型的肿瘤及其转移灶、炎症、异位的正常组织，如甲状腺、胃黏膜等和移植组织器官等的影像，而这些组织单靠形态学检查常难以确定，甚至是根本不可能显示的。因此，放射性核素显像可以概括为一种有较高特异性的功能性显像和分子显像，主要提供有关脏器与病变的功能和分子水平的信息，这一特点是以显示形态结构为主的X线、CT、MRI和超声检查无法与这相比的。但放射性核素显像受引入放射性活度的限制，成像的信息量很不充分，也受制于核医学显像仪器较低的空间分辨率，影像的清晰度较差，影响对细微结构的显示和病变定位的精确性，在这方面远不如X线、CT、MRI和超声检查。因此根据临床需要，适当联合应用功能性显像和形态学显像可以取长补短，获得较为全面和必要的信息，以对疾病做出既早期又全面的诊断和定位，有助于进行及时而准确的治疗。

三、放射免疫分析

放射免疫分析是利用竞争结合的原理，将特异的免疫反应或受体配基反应等与灵敏的放射性测量技术结合起来形成的一种超微量分析方法。此法已可测定血、尿等各种体液和组织的300多种激素、某些肿瘤和病毒的相关抗原、药物和受体等的含量，最小检出值一般可达到ng至pg水平($10^{-9} \sim 10^{-11}$g)，有的已接近fg(10^{-15}g)，较一般生物化学分析的灵敏度提高千倍至百万倍。因此本法已应用于内科各个领域，成为内分泌疾病、糖代谢有关疾病、心血管系统疾病、消化系统等疾病的诊断和研究，肾功能放射免疫测定，血液系统放射免疫分析，药物血浓度监测，某些肿瘤和传染病的诊断分型以及受体研究必不可少的手段，应用广泛。目前又有放射免疫分析及放射受体分析等新的体外分析技术，使测量的灵敏度及特异性更为提高。放射免疫分析无须将放射性物质引入体内。脏器功能测定和显像则需将放射性药物引入体内，但其量极微，现已基本上改用短半衰期放射性核素，故人体在一次检查吸收的辐射剂量很低，一般皆低于 X 射线常规检查，所以是安全的。

第四节　肺功能检查

用于判断有无呼吸功能障碍及其类型和严重程度；研究疾病的发病机制、病理生理改变；明确诊断、重症监护、指导治疗、判断疗效及预后；评价胸腹部大手术的耐受性；高空作业、高原生活及某些特殊职业的体检及职业病的劳动力鉴定等。

一、通气功能

1.肺容积

安静状态下 1 次呼吸所出现的容积变化。

(1)潮气量(VT)：1 次平静呼吸进出肺内的气量，正常成人约为 500mL。

(2)肺活量(VC)：深吸气末再用力呼出的气量。正常男性约为 3470mL，女性约为 2440mL，实测值占预计值 100±20%。

(3)功能残气量(FRC)：平静呼气后残留于肺内的气量。正常男性为 2770±809mL，女性为 1858±552mL。

(4)残气量(RV)：最大深呼气后残留于肺内的气量。正常男性为 1380±631mL，女性为 1301±486mL。RV/肺总量(TLC)＜35%。

VT、VC 降低见于肺扩张和回缩受限制者，如胸水、胸膜增厚、气胸、肺炎、肺不张、肺气肿、肺纤维化、肺瘀血、肺水肿、腹膜炎、腹水、膈神经麻痹等。FRC、RV、TLC 增加见于肺弹力减退、肺泡过度充气或支气管部分阻塞者，如支气管哮喘、肺气肿等。

2.通气功能

(1)每分钟最大通气量(MVV)：指以最大的幅度最快频率呼吸 1 分钟的通气量。正常男性为 104±2.7L，女性为 82.5±2.17L，通气储量百分比[(MVV−MVC)MVV×100%]≥95%。

(2)每分钟静息通气量(MVC)：正常男性为 6663±200mL，女性为 4217±160mL。＞10L 示通气过度，＜3L 示通气不足。

(3)用力肺活量(FVC)：深吸气后以最快速度用力呼气所能呼出的气量。正常人 FVC 与 VC 大致相等。第 1 秒用力呼气量(FEV)VFVC 正常＞80%。

(4)最大呼气中段流量(MMEF)：正常男性 3.369L/秒，女性 2.887L/秒。

通气量下降见于气道阻塞、肺组织弹性减退、胸廓或横膈运动障碍、呼吸肌病变或支配呼吸肌的神经病变等。FEV_1、FEV_1/FVC、MMEF 明显下降提示阻塞性通气功能障碍。

3.小气道(管径＜2mm 的气道)功能

(1)闭合气量(CV)：1 次呼气过程中小气道开始闭合时所能继续呼出的气量。闭合总量(CC)：小气道开始闭合时肺内留存的气量。CV/VC：50 岁以下小于 20%，50 岁以上小于 25%。CC/TLC：50 岁以下小于 40%，50 岁以上小于 50%。

(2)VC50%和 25%的呼气瞬时流量：实测值/预计值＜70%，且 VC50/VC25＜2.5 提示小气道功能障碍。

(3)频率依赖性肺顺应性(FDC)：单位压力改变时所引起的肺容积变化，正常 200m/cmH_2O。

CV/VC 及 CC/TLC 增加，VC50 及 VC25 降低，FDC 降低均提示小气道功能异常。

4.气体分布测定

吸氧 7 分钟后肺泡内氮浓度<2.5%，呼气 750～1250mL 时的瞬时氮浓度升高值<1.5%，70 岁以后可达 3%。肺气肿、肺不张、小气道疾病、肺纤维化等因气体分布不均，此两项测定值均高于正常。

二、换气功能检查

1.通气/血流比例(V/Q)

正常为 0.8。Wagher 测定法目前仅限于科研，临床尚未推广应用。V/Q 失调见于肺实质、肺血管病变，如肺炎、肺不张、ARDS、肺栓塞、肺水肿等。

2.弥散功能

一氧化碳弥散试验(DL_{CO})，正常值为 198.5～276.9mL/(kPa 分)[26.47～36.92mL/(mmHg 分)]。肺组织广泛损害、肺瘀血、肺水肿、肺间质纤维化等均可使弥散功能降低。

第三章 呼吸内科疾病

第一节 急性上呼吸道感染

急性上呼吸道感染是指病毒或细菌引起的鼻腔、咽或喉部急性炎症的概称，常以病毒居多，是呼吸道最常见的一种传染病，不仅具有较强的传染性，且可引起严重并发症。

一、流行病学

本病患者不分年龄、性别、职业和地区，全年皆可发病，以冬、春季节多发。可通过含有病毒的飞沫或被污染的用具传播。多数为散发性，易在气候突变时流行。由于病毒的类型较多，人体对各种病毒产生的免疫力较弱并且短暂，彼此也无交叉免疫，因而一个人一年内可多次发病。

二、病因和发病机制

由病毒引起的感染占70%～80%，主要有流感病毒（甲、乙、丙）、鼻病毒、副流感病毒、呼吸道合胞病毒、腺病毒、埃可病毒、柯萨奇病毒、麻疹病毒、风疹病毒等。细菌感染可直接或多继发于病毒感染之后，以溶血性链球菌为多见，其次为流感嗜血杆菌、肺炎链球菌、葡萄球菌、支原体及衣原体等，偶见革兰阴性杆菌。根据传染部位分鼻炎、咽喉炎或扁桃体炎。

由于受凉、淋雨、过度疲劳等原因，机体防御功能降低，或机体对变异的病毒缺乏免疫力，病毒或细菌可在局部迅速繁殖，引起本病，尤其是老、幼、体弱或有慢性呼吸道疾病者更易患病，是慢性支气管炎反复发作的主要诱因。

三、病理

鼻腔及咽部黏膜充血、水肿，上皮细胞破坏，少量单核细胞浸润，有浆液性及黏液性炎性渗出。继发细菌感染后，有中性粒细胞浸润，脓性分泌物增多。

四、临床表现

由于疾病发生的部位及病因不同，临床上可表现为不同的类型。

(一)普通感冒

普通感冒又称"伤风"、急性鼻炎或上呼吸道卡他。发病时常有咽干、咽痒或烧灼感，数小时后可有喷嚏、鼻塞、流清水样鼻涕，2～3d后分泌物变稠。可伴咽痛，有时由于耳咽管炎使听力减退；也可出现流泪、味觉迟钝、呼吸不畅、声嘶、轻度咳嗽等。一般无发热及全身症状，或仅有低热、不适、轻度畏寒和头痛。检查可见鼻腔黏膜充血、水肿、有分泌物，咽部轻度充血。如无并发症，5～7d时症状缓解、痊愈。

(二)病毒性咽炎和喉炎

急性病毒性咽炎多由流感病毒、腺病毒、鼻病毒、副流感病毒及呼吸道合胞病毒等引起。临床表现为咽部发痒和灼热感，咽部疼痛。当有细菌感染时，常合并有扁桃体炎。有吞咽疼痛时，常提示有链球菌感染。咳嗽较浅且轻，可有发热、乏力及周身不适。体检见咽部充血和水肿，颌下淋巴结肿大且有触痛。腺病毒咽炎可伴有眼结合膜炎。

急性喉炎的常见原因是鼻病毒、流感病毒甲型、副流感病毒及腺病毒等。临床表现为声嘶、讲话困难、咳嗽时疼痛，常有发热、咽痛或咳嗽。体检可见喉部水肿、充血，局部淋巴结轻度肿大和触痛，严重时可闻及喘息声。

(三)疱疹性咽峡炎

柯萨奇病毒 A 为常见的感染病毒。多于夏季发作，多见儿童发病，偶见于成人。临床表现为明显咽痛、发热，病程约 1 周。检查可见咽充血，软腭、腭垂、咽及扁桃体表面有灰白色疱疹及浅表溃疡，周围有红晕。

(四)咽结膜热

腺病毒、柯萨奇病毒等感染是常见的病因。儿童多见，夏季易流行。临床表现有发热、咽痛、畏光、流泪，咽及结合膜明显充血和颈淋巴结肿大。病程 3～5d。

(五)细菌性咽扁桃体炎

主要由溶血性链球菌引起。起病急，咽痛明显，发热、畏寒，体温可达 39℃以上。检查可见咽部充血，扁桃体充血、肿大，表面有黄色点状渗出物，颌下淋巴结肿大、压痛

五、实验室检查

(一)血常规检查

病毒性感染时白细胞计数正常或偏低，淋巴细胞比例升高。细菌感染时白细胞计数与中性粒细胞增多，严重时有核左移现象。

(二)病毒、病毒抗体和细菌培养病毒的分离鉴定

常为流行病学研究所用，临床上很少采用。咽拭子培养可行细菌学检查。

六、并发症

可并发急性鼻旁窦炎、中耳炎、气管—支气管炎。部分患者可继发风湿热病、肾小球肾炎和心肌炎等。

七、诊断和鉴别诊断

根据病史、流行情况、鼻咽部发炎的症状和体征，结合外周血象和胸部 X 线检查可以做出临床诊断。本病需与下列疾病鉴别。

(一)过敏性鼻炎

临床上很像"伤风"，鉴别的要点是本病起病急骤，常晨起发病，反复发作，鼻腔发痒，频繁喷嚏，流清水样鼻涕，与环境过敏因素有关，经过数分钟至 1～2h 缓解，不伴有全身症状。检查：鼻黏膜苍白、水肿，鼻分泌物涂片可见嗜酸性粒细胞增多。

(二)流行性感冒

常有明显的流行病学特点。起病急，全身症状较重，高热、全身酸痛、眼结膜炎症状明显，但鼻咽部症状较轻。根据流行病学史可做出诊断。

(三)急性传染病前驱期

麻疹、脊髓灰质炎、脑炎、流行性出血热等多种急性传染病的前驱症状常常与急性上呼吸道感染相混淆。当上呼吸道感染病程结束时，其症状仍不缓解，应注意排除上述急性传染病，特别是在流行季节，应进行相关的实验室检查以资鉴别。

八、治疗

目前，对呼吸道病毒感染尚无特效药物；对细菌感染可选用相应的抗生素治疗。

(一)对症治疗

病情较重或发热者应卧床休息，多饮水，室内保持空气流通。如有发热、头痛，可选用解热镇痛药物如复方阿司匹林、止痛片等口服；咽痛可用消炎喉片含服，局部雾化治疗；鼻塞、流鼻涕可用 1%麻黄碱滴鼻。

（二）抗菌药物治疗

细菌感染时，可选用青霉素、红霉素、螺旋霉素、氧氟沙星等。

九、预防

坚持锻炼身体，以提高机体抵抗疾病能力及对寒冷的适应能力。对易患人群，在疾病流行季节可注射流感疫苗，有一定的人群保护作用。老年人可适当服用人参等中药保健药品，以提高机体免疫力。重视防寒保暖，避免诱发因素。生活有规律，避免过劳。注意呼吸道患者的隔离，防止交叉感染。

第二节　慢性支气管炎

慢性支气管炎是指气管、支气管黏膜及其周围组织的慢性非特异性炎症，临床上以咳嗽、咳痰或伴有喘息及反复发作的慢性过程为特征。疾病进展后常并发阻塞性肺气肿，甚至肺源性心脏病。

一、病因和发病机制

（一）感染

慢性支气管炎发生、发展与呼吸道感染有密切的关系。主要为病毒和细菌感染，肺炎支原体和肺炎衣原体有时也可能致病。

（二）吸烟

现今国内外一致认为吸烟为慢性支气管炎另一重要因素，有资料说明，吸烟者患慢性支气管炎的比率较不吸烟者高 2～8 倍。吸烟时间越长、烟量越大，患病率越高，戒烟后可使病情减轻，甚至痊愈。

（三）气候

慢性支气管炎发病和急性加重常见于冬季寒冷季节，特别是气温骤然降低时。寒冷空气刺激呼吸道黏膜，使小血管痉挛，血液循环障碍，导致呼吸道防御功能降低，同时使黏膜上皮的纤毛运动功能障碍，分泌物排出困难，净化清除作用减弱，这些均有利于病毒入侵而继发感染。

（四）理化因素

刺激性烟雾、粉尘、大气污染如二氧化硫、氯、二氧化氮、臭氧等对呼吸道黏膜有刺激和细胞毒性作用，易诱发慢性支气管炎。长期接触工业粉尘和有毒气体的工人其慢性支气管炎的患病率较无接触者高，大气污染严重的大城市较郊区和农村高。

（五）过敏因素

慢性支气管炎与过敏有一定关系，尤其是喘息型慢性支气管炎往往有过敏史，患者痰液中嗜酸性粒细胞数量与组胺含量都有增高倾向，对多种抗原的皮试阳性率高于对照组。尘埃、螨虫、细菌、真菌、寄生虫、花粉等，都可以成为过敏因素而致病。有报告认为细菌过敏源引起慢性支气管炎速发型或速发型变态反应尤为重要。

（六）其他

自主神经功能失调也可能是本病发生的一个内在的因素，大多数患者有自主神经功能失调现象，部分患者的副交感神经功能亢进，气道反应性较正常增高。

二、临床表现

（一）症状

多缓慢起病，病程较长，主要症状有慢性咳嗽、咳痰、喘息。开始症状轻微，反复急性发作而加重。部分患者有起病前有急性上呼吸道感染史。患者常在寒冷季节或气温骤变时发病，出现咳嗽、咳痰，痰多呈白色粘液泡沫状，有时黏稠不易咯出。在急性呼吸道感染时，症状迅速加剧，痰量增多，若痰转为黄色黏液脓性或黄绿色，多为继发细菌感染。偶可痰中带血丝，痰量以夜间或清晨较多。喘息型慢性支气管炎有支气管痉挛时可引起喘息。早期一般无呼吸困难，若并发肺气肿，随着病情进展，则呼吸困难逐渐加重。

（二）体征

早期多无体征。有时在背部及肺底部可听到湿性或干性啰音，喘息型慢性支气管炎发作时，可听到较广泛的哮鸣音，缓解后消失。长期发作并发肺气肿病例可有肺气肿的体征。

三、诊断

主要依靠病史和症状，凡咳嗽、咳痰或伴有喘息，每年发病持续 3 个月，连续 2 年或 2 年以上，并排除其他心、肺疾患（如肺结核、肺尘埃沉着病、支气管哮喘、支气管扩张、肺癌、心脏病、心功能不全等）时，可作出诊断。如每年发病持续不足 3 个月而有明确的客观检查依据（如胸片、肺功能等）亦可诊断。

根据临床表现，慢性支气管炎可分为两种类型，即单纯型与喘息型，前者主要表现咳嗽、咳痰；后者除咳嗽、咳痰外尚有喘息症状，并有哮鸣音。

根据病情，病程又可分为三期。

（一）急性发作期

指在 1 周内出现脓性或黏液脓性痰，痰量明显增加，或伴有发热等炎症表现；或 1 周内"咳""痰"或"喘"，任何一项症状明显加剧。

（二）慢性迁延期

指有不同程度的"咳""痰""喘"，症状迁延到 1 个月以上者。

（三）临床缓解期

指病情自然缓解或经治疗后症状基本消失，或偶有轻微咳嗽和少量痰液，保持 2 个月以上者。

四、鉴别诊断

（一）肺结核

近年肺结核的患病率有增高的趋势，具有低热、盗汗、乏力、消瘦、咯血等表现的肺结核，结合胸部 X 线检查与痰结核分枝杆菌检查，容易与慢性支气管炎鉴别。但老年肺结核菌的毒血症状不明显，慢性咳嗽、咳痰症状常易被慢性支气管炎的症状相混淆与掩盖，长期未被发现。因此，应特别引起注意。

（二）支气管哮喘

支气管哮喘常于幼年或青年发病，常有个人或家族过敏性疾病史，发病的季节性较强，一般无慢性咳嗽、咳痰史，以发作哮喘为特征，支气管扩张剂效果明显，缓解后可无症状。喘息型慢性支气管炎多见于中老年人，咳嗽、咳痰为主要表现，伴有喘息，单纯的平喘药物治疗效果不佳，感染控制后，症状多可缓解。典型病例不难区别，但支气管哮喘并发慢性支气管炎或肺气肿有时则难以鉴别。

（三）支气管扩张

本病也有慢性咳嗽、咳痰、胸片也可表现为双肺中下野纹理增粗、紊乱或伴有小斑点状阴影，易与慢性支气管炎混淆。但大多数支气管扩张患者有咯大量脓性痰或反复咯血的病史。高分辨 CT 肺部检查有助诊断，支气管碘水（油）造影可确诊。

（四）肺硅沉着病及其他肺尘埃沉着病

有粉尘接触和职业史，X 线检查可见肺硅部矽结节，肺门阴影扩大及网状纹理增多，可作鉴别。

五、治疗

(一)急性发作期及慢性迁延期的治疗

1. 控制感染

应视感染的主要致病菌和严重程度或根据病原菌药敏选用抗生素。常用的抗生素有青霉素类、大环内酯类、喹诺酮类、头孢菌素类、氨基苷类等。轻者可选用口服，较重患者肌内注射或静脉滴注抗生素。对严重感染应强调依据痰菌培养与药敏试验的结果选用抗生素，使用原则为及时、有效、足量、感染控制后即予停用，以免产生细菌耐药或导致二重感染。

2. 祛痰、镇咳

慢性支气管炎患者除刺激性干咳外，不宜单纯采用镇咳药物如可卡因等，因痰液不能排出，反而加重病情。应用祛痰止咳药物，常用的药物有氯化铵棕色合剂、复方甘草片、溴己新或氨溴索等，或用超声雾化吸入，稀释气管内分泌物，促进其排出。

3. 解痉、平喘

与祛痰剂合用有利于痰液的排出及通气功能的改善。因此慢性支气管炎患者常规应用氨茶碱或茶碱控释片，有喘息者还可使用糖皮质激素或 β_2 受体激动剂等。

(二)缓解期治疗

以增强体质、提高机体抗病能力和预防复发为主。加强锻炼，提高耐寒能力，避免各种诱发因素的接触和吸入，采用气管炎菌苗、卡介苗素及中医扶正固本治疗对预防感冒、减少慢性支气管炎的急性发作均有一定疗效。

六、预防

戒除吸烟的习惯，注意保暖，避免受凉，预防感冒；改善环境卫生，加强个人劳动保护，消除及避免烟雾、粉尘和有害气体对呼吸道的影响；开展体育锻炼，增强体质，提高抗病能力。

第三节　支气管哮喘

支气管哮喘是由嗜酸性粒细胞、肥大细胞和 T 细胞等多种炎症细胞参与的气道慢性炎症。这种炎症使易感者产生气道高反应性和气道缩窄。临床上表现为发作性的带有哮鸣音的呼气性呼吸困难、胸闷或咳嗽。本病可发生于任何年龄，但半数以上在 12 岁前发病。约 40% 的患者有家族史。

一、病因和发病机制

(一)病因

哮喘的病因目前还不十分清楚，大多认为与多基因遗传及环境因素有关。

1. 遗传因素

许多调查资料表明，哮喘患者亲属发病率高于群体发病率，亲缘关系越近发病率越高。一些学者认为气道高反应性、IgE 调节和特异性反应相关的基因在哮喘发病中起着重要作用。

2. 激发因素

尘螨、花粉、真菌、动物毛屑、二氧化硫、氨气等特异和非特异吸入物，细菌、病毒、支原体等的感染，食用鱼虾、鸡蛋、奶制品等异种蛋白，阿司匹林、青霉素等药物，气候变化、运动、妇女的月经期、妊娠等都可能是哮喘的激发因素。

(二)发病机制

哮喘的发病机制目前仍不完全清楚，多数人认为哮喘与变态反应、气道炎症、气道反应性增高及神经等因素相互作用有关。

1. 变态反应

当有过敏体质的人接触到某种变应原后，可刺激机体通过 T 细胞的传递，由 B 细胞合成特异性 IgE，后者结合于肥大细胞和嗜碱性粒细胞上，当变应原再次进入体内，抗原抗体相结合，使该细胞合成并释放多种活性物质如组胺、缓激肽、嗜酸性粒细胞趋化因子、慢反应物质等，导致支气管平滑肌收缩、黏液分泌增加、血管通透性增高和炎细胞浸润等。

接触变应原后立即发生哮喘称之为速发型哮喘。而更常见的是接触变应原后数小时乃至数十小时后发作的哮喘，称为迟发型哮喘。现在认为迟发型哮喘是由于多种炎症细胞相互作用，许多介质和细胞因子参与的一种慢性炎症反应。

2. 气道炎症

目前认为哮喘与气道的慢性炎症有密切的关系，气道内多种炎症细胞如肥大细胞、嗜酸性粒细胞、巨噬细胞、中性粒细胞等浸润、聚集和相互作用，分泌出大量炎症介质和细胞因子，如白三烯(LT)、前列腺素(PG)、血小板活化因子(PAF)、血栓素(TXA)等，引起气道反应性增高，气道收缩，腺体分泌增加，微血管通透性增加。

3. 气道高反应性(AHR)

表现为气道对物理、化学、生物等各种刺激因子出现过强、过早的收缩反应，是哮喘发生发展的一个重要因素。目前普遍认为气道炎症是导致气道高反应性的重要原因，当气道受到变应原或其他刺激后，由于多种炎症细胞、炎症介质和细胞因子的参与，气道上皮和上皮内神经的损害均可导致气道高反应性。

4. 神经因素

支气管受自主神经支配，除了胆碱能神经、肾上腺素能神经，目前研究还有非肾上腺素能非胆碱能(NANC)神经。β 肾上腺素受体功能低下和迷走神经功能亢进可导致支气管哮喘。NANC 能释放舒张支气管平滑肌的神经介质如血管活性肠肽(VIP)、一氧化氮(NO)及收缩支气管平滑肌的介质如 P 物质、神经激肽，两者平衡失调，则可引起支气管平滑肌收缩。

二、病理

肺膨胀，支气管及细支气管内有大量黏稠痰液及黏液栓。组织学检查见支气管平滑肌肥厚、黏膜及黏膜下血管增生、血管扩张和微血管渗漏、黏膜水肿、上皮脱落、基底膜显著增厚，支气管壁有嗜酸性粒细胞、中性粒细胞和淋巴细胞浸润。

三、临床表现

(一)症状

发作性的伴有哮鸣音的呼气性呼吸困难或发作性胸闷和咳嗽，有时咳嗽可为唯一的症状(咳嗽变异性哮喘)。

严重者被迫采取端坐位，口唇发绀，大汗淋漓。发作持续数小时至数天，可自行缓解或用支气管舒张药缓解。在夜间及凌晨发作和加重是哮喘的特征之一。缓解期无任何症状或异常体征。

(二)体征

哮喘发作时，患者胸廓饱满呈吸气状态，呼吸动度减弱，两肺有广泛哮鸣音。但在严重哮喘时，也可听不到哮鸣音。在严重哮喘时还可出现奇脉、胸腹反常运动、发绀等。

四、并发症

哮喘发作时可并发气胸、纵隔气肿等。长期反复发作和感染易并发慢性支气管炎、肺气肿、肺心病。

五、实验室及其他辅助检查

血液检查嗜酸性粒细胞增高，合并感染时，白细胞总数及中性粒细胞增多。

(一)痰液检查

痰液中可见较多嗜酸性粒细胞，还可见到夏科雷登结晶及库什曼螺旋体。如合并呼吸道感染痰涂片镜检，细菌培养及药敏试验有助于指导治疗。

(二)胸部 X 线检查

检查哮喘发作时，两肺透光度增强，肋间隙增宽，膈平坦。缓解期可无异常。如合并感染可有肺纹理增强或炎性浸润阴影。同时要注意肺不张、气胸或纵隔气肿等并发症的存在。

(三)肺功能检查

哮喘发作时呼气流速各项指标均显著下降：1s 用力呼气量(FEV_1)、1s 用力呼气量占用力肺活量比值($FEV_1/FVC\%$)、最大呼气中期流速(MMER)、25%与50%肺活量时的最大呼气流量(MEF25%与MEF50%)以及呼气流量峰值(PEF)均减少。在缓解期或使用支气管扩张剂后上述指标可好转。

(四)血气分析

哮喘发作时，如有缺氧可有 PaO_2 降低，由于过度通气可使 $PaCO_2$ 下降，pH 上升，表现呼吸性碱中毒。重症哮喘时，气道阻塞严重，可使 CO_2 潴留，$PaCO_2$ 上升，表现呼吸性酸中毒。如缺氧明显，可合并代谢性酸中毒。

(五)特异性变应原检测

可用放射性变应原吸附试验(RAST)测定特异性 IgE，过敏性哮喘患者血清 IgE 可较正常人高 2~6 倍。在缓解期用来判断变应原，但应防止发生变态反应。也可做皮肤变应原测试，需根据病史和当地生活环境选择可疑的变应原通过皮肤点刺等方法进行，皮试阳性提示患者对该过敏原过敏。

六、诊断

(1)反复发作性喘息、呼吸困难、胸闷或咳嗽，多与接触变应原、冷空气、物理、化学性刺激、病毒性上呼吸道感染、运动有关。

(2)发作时在双肺可闻及散在或弥漫性以呼气相为主的哮鸣音，呼气相延长。

(3)上述症状可经治疗缓解或自行缓解。

(4)其他疾病引起的喘息、胸闷、咳嗽，如慢性支气管炎、阻塞性肺气肿、支气管扩张、肺间质纤维化、急性左心衰等。

(5)症状不典型者(如无明显喘息或体征)至少以下一项试验阳性：支气管舒张试验阳性(FEV_1增加 15%以上)；支气管激发试验或运动试验阳性；PEF 日内变异率或昼夜波动率≥20%。

符合(1)~(4)条或(4)、(5)条者，即可诊断为支气管哮喘。

七、鉴别诊断

(1)心源性哮喘：心源性哮喘常见于左心衰竭，发作时的症状与哮喘相似，但心源性哮喘常有高血压、冠心病、风心病等病史，常有阵发性咳嗽、咳大量粉红色泡沫痰，两肺布满湿啰音及哮鸣音，心界扩大，心尖部可闻及奔马律，胸部 X 线检查可见心脏增大，肺淤血征。

(2)慢性喘息型支气管炎：现认为为慢性支气管炎合并哮喘，多见于老年人，有慢性咳嗽、咳痰病史，多于冬季加重，两肺可闻及湿啰音。

(3)支气管肺癌：中央型肺癌导致支气管狭窄或伴有感染或有类癌综合征时，可出现喘鸣或类似哮喘样呼吸困难，肺部可闻及哮鸣音。但肺癌常有咯血，呼吸困难及哮鸣症状常进行性加重，用支气管扩张剂效果差。胸部 X 线、CT 或纤维支气管镜检查有助于诊断。

(4)变态反应性肺浸润：致病原因为寄生虫、原虫、花粉、化学药品、职业粉尘等，多有接触史，症状轻，多有发热，胸部X线表现为多发的此起彼伏的淡片状浸润阴影，可自行消失或再发。

八、治疗

哮喘的防治原则是消除病因、控制发作、防止复发。根据病情，因人而异采取相应综合措施。

(一)去除病因

尽量避免或消除引起哮喘发作的各种诱发因素。

(二)药物治疗

治疗哮喘的药物主要分两类：支气管舒张药和抗炎药。

1.支气管舒张药

(1)β_2肾上腺素受体激动剂(简称β_2受体激动剂)：为目前常用的支气管扩张剂，主要是通过激动呼吸道的β_2受体，激活腺苷酸环化酶，使细胞内环磷酸腺苷(cAMP)含量增高，从而松弛支气管平滑肌。常用药物：沙丁胺醇、特布他林、非诺特罗等，属短效受体激动剂，作用时间为4～6h。新一代长效β_2受体激动剂如福莫特罗、丙卡特罗、沙美特罗、班布特罗等，作用时间达12～24h。

β_2受体激动剂的用药方法可采用吸入、口服或静脉注射。首选吸入法，因药物吸入气道直接作用于呼吸道，局部浓度高且作用迅速，全身不良反应少。使用方法为沙丁胺醇或特布他林气雾剂，每天3～4次，每次1～2喷，长效β_2受体激动剂如福莫特罗4.5μg，每天2次，每次1喷。沙丁胺醇或特布他林一般口服用法为2.4～2.5mg，每日3次。注射用药多用于重症哮喘。

(2)茶碱类：也是临床常用的平喘药物之一。除了抑制磷酸二酯酶，提高平滑肌细胞内的cAMP浓度外，还具有拮抗腺苷受体、刺激肾上腺分泌肾上腺素、增强呼吸肌收缩、增强气道纤毛消除功能和抗炎作用。

轻度哮喘可口服给药，氨茶碱每次0.1～0.2g，每日3次，茶碱控释片200～600mg/d。中度以上哮喘静脉给药，静脉注射首次剂量4～6mg/kg。缓慢注射，静脉滴注维持量为0.8～1.0mg/kg，每日总量不超过1.0g。也可选用羟丙氨酸喘定0.25g肌内注射，或0.5～1.0g加入5%葡萄糖注射液静脉滴注。

氨茶碱的不良反应有胃肠道症状(恶心、呕吐)，心血管反应(心动过速、心律失常、血压下降)，严重者可引起抽搐甚至死亡。故老年人、妊娠、有心、肝、肾功能障碍、甲亢患者应慎用，合用甲氰咪胍、大环内酯类、喹诺酮类等药物可影响茶碱代谢而使其排泄减慢，最好进行血药浓度监测。

(3)抗胆碱药：可减少cGMP浓度，从而减少活性物质的释放，使支气管平滑肌松弛。由于全身用药不良反应大，现多用吸入抗胆碱药如异丙托溴铵，一次20～80g，每日3～4次。

2.抗炎药

主要治疗哮喘的气道炎症。

(1)糖皮质激素：由于气道慢性非特异性炎症是哮喘的病理基础，糖皮质激素是治疗哮喘最有效的药物。其作用机制是抑制炎症细胞的迁移和活化；抑制细胞因子的生成；抑制炎症介质的释放；增强平滑肌细胞受体的反应性，可吸入、口服和静脉使用。

吸入剂是目前推荐长期抗感染治疗哮喘的最常用药，具有用量小、局部高效、不良反应少等优点。目前常用的有倍氯米松、布地奈德、氟替卡松等，根据病情，吸入剂量200～1000μg/d。不良反应为口咽部念珠菌感染、声音嘶哑或呼吸道不适，喷药后用清水漱口可减轻局部反应和胃肠吸收。与长效β_2受体激动剂合用增加其抗炎作用，减少吸入激素用量。

常用的口服剂有泼尼松和泼尼松龙。用于吸入糖皮质激素无效或需要短期加强的患者。30～40mg/d，症状缓解后逐渐减量，然后停用或改用吸入剂。

重度及危重哮喘发作应静脉给药，如氢化可的松100～400mg/d，或地塞米松10～30mg/d，或甲基强的松龙80～160mg/d，症状缓解后逐渐减量，然后改为口服或吸入维持。

(2)色甘酸钠：能抑制肥大细胞释放介质，还能直接抑制神经反射性支气管痉挛。主要用于预防哮喘发作，雾化吸入3.5～7mg，或干粉吸入20mg，每日3～4次。

(3)酮替酚：是H_1受体拮抗剂，具有抑制肥大细胞和嗜碱性粒细胞释放生物活性物质的作用。对过敏性、运动性哮喘均有效。每次1mg，日服2次。也可选用新一代H_1受体拮抗剂如阿司咪唑、曲尼斯特、氯雷他定等。不良反应可有倦怠、胃肠道反应、嗜睡、眩晕等。

(4)白三烯拮抗剂：白三烯在气道炎症中起重要作用，它不仅能使气道平滑肌收缩，还能促进嗜酸性粒细胞积聚，使黏液分泌增加，气道血浆渗出。白三烯拮抗剂可减少哮喘的发作，减少支气管扩张剂的应用，与糖皮质激素合用具有协同抗炎效应。临床常用的有扎鲁司特20mg，每日2次，或孟鲁司特10mg，每天1次。

(三)重度及危重哮喘的处理

哮喘不能控制，进行性加重往往有下列因素存在如过敏源持续存在、呼吸道感染未能控制、痰栓阻塞气道、酸碱平衡失调和电解质紊乱、并发肺不张或自发性气胸等，应详细分析分别对症处理，同时采取综合治疗措施。

(1)氧疗注意气道湿化。

(2)迅速解除支气管痉挛，静脉滴注氨茶碱、糖皮质激素，雾化吸入β_2受体激动剂，也可配合雾化吸入抗胆碱药，口服白三烯拮抗剂。

(3)积极控制感染选用有效抗菌药物。

(4)补液、纠正酸碱失衡及电解质紊乱。

(5)如有并发症如气胸、纵隔气肿、肺不张等。

(6)上述措施仍不能纠正缺氧加重时，进行机械通气。

(四)缓解期治疗

制止哮喘发作最好的办法就是预防，因此在缓解期应根据病情程度制定长期控制计划。

(1)间歇性哮喘患者在运动前或暴露于变应原前吸入β_2受体激动剂或色甘酸钠，或者用吸入型抗胆碱能药物或短效茶碱作为吸入型短效β_2激动剂的替代药物。

(2)轻度哮喘患者需长期每日用药。基本的治疗是抗感染治疗。每日定量吸入小剂量糖皮质激素(≤500g/d)，也可加用缓释茶碱或β_2激动剂。

(3)中度哮喘患者吸入型糖皮质激素量应该每日500～1000μg，同时加用缓释茶碱、长效激动剂。效果不佳时可改为口服糖皮质激素，哮喘控制后改为吸入。

(4)重度哮喘发作患者治疗需要每日使用多种长期预防药物。糖皮质激素每日＞1000μg，联合吸入长效口服激动剂、茶碱缓释片、白三烯拮抗剂或吸入型抗胆碱药。症状不能控制者加用糖皮质激素片剂。

以上方案为基本原则，还应根据每个地区和个人不同情况制定治疗方案。每3～6个月对病情进行一次评估，然后再根据病情调整治疗方案，或升级或降级治疗。

九、哮喘的教育与管理

实践表明哮喘患者的教育和管理是哮喘防治工作中十分重要的组成部分。通过哮喘教育可以显著地提高哮喘患者对于疾病的认识，更好地配合治疗和预防，提高患者防治依从性，达到减少哮喘发作，维持长期稳定，提高生活质量，并减少医疗经费开支的目的。通过教育使患者了解或掌握以下内容：①相信通过长期、规范的治疗，可以有效地控制哮喘。②了解诱发哮喘的各种因素，结合每位患者的具体情况，找出具体的促(诱)发因素以及避免诱因的方法，如减少过敏源吸入，避免剧烈运动，忌用可以诱发哮喘的药物等。③初步了解哮喘的本质和发病机制。④熟悉哮喘发作先兆表现及相应处理办法。⑤了解峰流速仪的测定和记录方法，并鼓励记录哮喘日记。⑥学会在哮喘发作时进行简单的紧急自我处理办法。⑦初步了解常用的治疗哮喘药物的作用特点、正确用法，并了解各种药物的不良反应及如何减少、避免这些不良反应。⑧正确掌握使用各种定量雾化吸入器的技术。⑨根据病情程度医患双方联合制订出初步治疗方案。⑩认识哮喘加重恶化的征象以及知道此时应采取的相应行动。⑪知道什么情况下应去医院就诊或看急诊。⑫了解心理因素在哮喘发病和治疗中的作用，掌握必要的心理调适技术。

在此基础上采取一切必要措施对患者进行长期系统管理，定期强化有关哮喘规范治疗的内容，提高哮喘患者对哮喘的认识水平和防治哮喘的技能，重点是定量气雾剂吸入技术以及落实环境控制措施，定期评估病情和治疗效果。提高哮喘患者对医护人员的信任度，改善哮喘患者防治疾病的依从性。

根据《2006版GINA指南》，成功的哮喘管理目标是：①达到并维持哮喘症状的控制。②保持正常活动，包括运动。③保持肺功能尽可能接近正常水平。④预防哮喘急性发作。⑤避免药物不良反应。⑥预防哮喘导致的死亡。

第四章　心血管内科疾病

第一节　急性心肌梗死

心肌梗死(myocardial infarction, MI)是冠状动脉血供急剧减少或中断，使相应的心肌严重而持久地急性缺血所致的部分心肌急性坏死。心肌梗死最常见的病因是在冠状动脉粥样硬化病变的基础上继发血栓形成所致，其他非动脉粥样硬化的原因包括冠状动脉栓塞、主动脉夹层累及冠状动脉开口、冠状动脉炎、冠状动脉先天性畸形等。

心肌梗死在欧美国家常见。美国每年约有110万人发生心肌梗死，其中45万人为再梗死。心肌梗死在我国过去少见，近年逐渐增多，现患心肌梗死约200万人，每年新发50万人。其中城市多于农村，各地相比较以华北地区尤其是北京、天津两市最多。北京地区16所大中型医院每年收住院的急性心肌梗死病例，1991年(1492例)病例数为1972年(604例)的2.47倍。上海10所大医院1989年(300例)病例数为1970年(78例)的3.84倍。

心肌梗死男性多于女性，国内资料比例在1.9:1～5:1，患病年龄在40岁以上者占87%～96.5%。女性发病较男性晚10年，男性患病的高峰年龄为51～60岁，女性则为61～70岁，随年龄增长男女比例的差别逐渐缩小。

一、发病机制

(一)斑块的稳定性

回顾分析急性心肌梗死患者梗死发病前的冠状动脉造影资料，68%的梗死相关血管发病的狭窄程度<50%，86%的梗死相关血管发病前的狭窄程度<70%，即心肌梗死并非在冠状动脉严重狭窄的基础上发生。1989年Muller首次提出了"易损斑块(vulnerable plaque)"的概念，即在冠状动脉粥样硬化的基础上，粥样斑块不稳定、裂纹或破裂，使斑块内高度致血栓形成的物质暴露于血流中，引起血小板在受损表面黏附、活化、聚集，形成血栓，导致病变血管完全性或非完全性闭塞、导致临床急性心肌梗死的发病。易损(不稳定)斑块具有如下特征：脂质核较大，纤维帽较薄，含大量的巨噬细胞和T淋巴细胞，血管平滑肌细胞含量较少。

近年来的研究发现，导致粥样斑块破裂的机制如下：①斑块内T-淋巴细胞通过合成细胞因子γ干扰素(interferon-γ)、抑制平滑肌细胞分泌间质胶原，使斑块纤维帽结构变薄。②斑块内巨噬细胞、肥大细胞可分泌基质金属蛋白酶(metalloproteinase)如胶原酶、凝胶酶、基质溶解酶等，加速纤维帽胶原的降解，使纤维帽变薄、更易破裂。③冠脉管腔内压力升高、血管张力增加或痉挛、心动过速时心室过度收缩和扩张所产生的剪切力，以及斑块滋养血管破裂均可诱发斑块与正常管壁交界处的部位破裂。

(二)血小板活化与聚集

在稳定型心绞痛患者中，也可能出现斑块破裂，甚至是多个斑块的破裂。对稳定型冠心病患者作血管内超声(IVUS)研究发现：在稳定型心绞痛患者中，约1/3的患者冠脉中存在多个易损斑块。斑块的破裂是急性心肌梗死发病的基础，而血小板的活化和聚集是触发血管内凝血的始动因子。由于不稳定动脉粥样斑块的破裂或表面溃烂，使内皮下基质暴露，与血小板表面受体结合，引发血小板的黏附和激活，继而形成富含血小板的血栓，同时凝血系统激活使已形成的血栓增大，部分或完全造成血管腔闭塞，最终发生急性心肌梗死。抗血小板治疗可以抑制血小板的黏附、聚集和释放功能，从而阻抑血栓形成，预防急性心肌梗死的发生。

31

在 20 世纪 80～90 年代进行的一系列大规模临床试验结果显示：对于不稳定型心绞痛患者，使用阿司匹林可显著降低 50%～72%病死率及急性心肌梗死发生率。

二、再灌注治疗

20 世纪 60 年代对急性心肌梗死缺乏特异性治疗手段，病死率高达 30%；70 年代建立 CCU 后避免了一部分急性缺血性心律失常，尤其是心室颤动导致的死亡，使病死率降至 20%左右。但在以后的 20 年内无突破性进展，直至 80 年代末两个有关急性心肌梗死经静脉链激酶(SK)溶栓治疗的大规模临床研究表明，急性心肌梗死发病后 6h 内接受 SK 溶栓治疗可降低 30d 病死率 30%，急性心肌梗死再灌注治疗被临床广泛接受，成为 ST 段抬高型急性心肌梗死的主要治疗手段。

(一)经静脉溶栓

20 世纪 70 年代随着急性心肌梗死冠状动脉造影的普遍开展，临床普遍认识到冠状动脉内急性血栓形成是导致急性透壁性心肌梗死的原因。因此，从 70 年代末即有应用溶栓药物治疗急性心肌梗死的临床报道，但由于溶栓的时机、药物的剂量、注射的速度均是探索性的，导致结论大相径庭。1986 年第一个大规模的随机，单盲、多中心经静脉溶栓治疗临床研究 GISSI-1 得出了肯定性的结论。该临床试验入选胸痛发作 12h 以内的急性心肌梗死患者 11806 例，其心电图 ST 段抬高或降低，入选者随机分为 SK 治疗组(SK 150 万 IU 静滴 60min)和对照组。结果，14～21d 的病死率降低 18%，SK 组(10.7%)显著低于对照组(13.0%)(P＝0.0002)；胸痛 1h 以内治疗者，SK 组住院病死率为 8.2%，对照组 15.4%，病死率降低 47%(P＝0.0001)；ST 段降低的患者住院病死率，SK 组 20.5%，对照组 16.3%，无显著性差异。1 年内的总病死率，SK 组(17.2%)较对照组(19.0%)明显降低(P＝0.008)；但 ST 段下移者 1 年内的病死率，SK 组(34.0%)较对照组(24.2%)增加(P＝0.02)。该研究显示 SK 可降低心肌梗死患者 21d 内的病死率，且不增加严重并发症发生率，SK 组大出血和过敏性休克发生率很低(0.3%和 0.1%)，脑卒中发生率低于 1%，再梗死和心包炎发生率高于对照组。

1988 年 ISIS-2 研究组报道了类似的结果。ISIS-2 为双盲、安慰剂对照试验，入选疑似心肌梗死症状发作 24h 以内患者 17000 余例，随机分为 SK 输注(150 万 IU，静滴 60min)加阿司匹林组(入选后立即阿司匹林 162.5mg 嚼服，然后每日 162.5mg 服用 1 个月)、SK 输注加安慰片剂组、安慰剂输注加阿司匹林组、安慰剂输注加安慰片剂组。主要终点事件为 35d 病死率，SK 加阿司匹林组(8.0%)较双安慰剂组(13.2%)降低 42%(P＜0.00001)，两药合用组较 SK 单用组(10.4%，P＜0.0001)和阿司匹林单用组(10.7%，P＜0.001)均明显降低。服用阿司匹林患者 8587 例，阿司匹林安慰剂患者 8600 例，5 周的心血管病死率分别为 9.4%对 11.8%，阿司匹林降低死亡危险性 23%(2P＜0.00001)。亚组分析显示 SK 并不降低 ST 段正常和下移患者的病死率。SK 和对照组相比，低血压和心动过缓(10%对 2%)、变态反应(4.4%对 0.9%)、大出血(0.5%对 0.2%)、脑出血(n＝7 对 n＝0)和其他脑卒中(n＝20 对 n＝13)增加，再梗死增加(3.8%对 2.9%)，但 SK 加阿司匹林较单用阿司匹林组再梗死无增加(1.8%对 1.9%)。说明 SK 或阿司匹林均降低 ST 段抬高患者 5 周的病死率，SK 所致的出血较多，阿司匹林显著降低非致死性再梗死和非致死性脑卒中的发生率。

1993 年 GUSTO 研究组报道了对比加速输注法(标准用法)重组组织型纤溶酶原激活剂(rt-PA)，SK 及两药合用对胸痛发作 6h 内急性心肌梗死的疗效，共入选 41021 例患者。rt-PA(100mg/90min)用法为，15mg 静推，0.75mg/kg 静滴 30min，剂量不超过 50mg，最后 0.5mg/kg 静滴 1h，剂量不超过 35mg，SK 150 万 IU 静滴 1h。两药联合为 rt-PA 90mg 和 SK 100 万 IU 静滴 90min。结果，30d 病死率 rt-PA(6.3%)较 SK(7.3%)下降 13.7%(P＜0.001)。严重出血发生率 rt-PA 和 SK 相等，卒中发生率 rt-PA(1.55%)较 SK(1.31%)有所增加，但无显著性差异(P＝0.09)。一年内病死率 rt-PA(9.1%)仍较 SK(10.1)降低 10%(P＝0.003)。结果 rt-PA

加速静脉输注法在改善急性心肌梗死患者病死率方面明显优于 SK。

1.溶栓药物

均为外源性纤溶酶原激活剂，使纤溶酶原激活为纤溶酶，降解纤维蛋白及纤维蛋白原，溶解血栓。最初应用的溶栓药物主要是尿激酶(UK)和 SK，由于此两种药物导致系统性纤溶酶的激活，而产生出血现象。因此，开发出第二代纤维蛋白特异性的溶栓药物，如 rt-PA、茴香酰化纤溶酶原链激酶激活剂复合物(anistreplase, APSAC)等。目前已研制出第三代新型溶栓剂，如 TNK-tPA，其特点是纤维蛋白特异性增强，抗纤溶酶原活化物抑制剂(PAI-1)活性增强，半衰期延长，便于弹丸式静脉注射使用。

(1)链激酶：链激酶是一种蛋白质，由 C 组 β 溶血性链球菌的培养液提纯精制而得，相对分子质量为 47000，血浆半衰期 18～33min。SK 不直接激活纤溶酶原，而是通过与纤溶酶原结合成链激酶-纤溶酶原复合物，此复合物使纤溶酶原转化为纤溶酶，溶解血栓及激活循环中纤溶系统。链激酶具有抗原性，如体内抗体滴度高，便可中和一部分 SK，因此输注 SK 可引起变态反应(2%～4%)，发热、皮疹和低血压(4%～10%)。患者接受 SK 治疗后，体内抗 SK 抗体滴度迅速增加，可达到用药前 50～100 倍，故重复使用至少间隔 4 年。而基因重组链激酶，虽然不是从链霉菌中产生，但因具有完整的链激酶抗原性而无法避免上述副作用。用法：150 万 U 于 60min 内静脉滴注，配合低分子量肝素皮下注射，每日 2 次。

(2)尿激酶：从人新鲜尿中发现并分离纯化所得，在生理条件下，除纤溶酶原外，它没有其他底物，通过水解 Arg560-Val561 肽键，将血液循环中大量存在的纤溶酶原激活为纤溶酶，进而由纤溶酶来降解血管中聚集凝结的血纤维蛋白。尿激酶有相对分子量为 54000 和 31600 两种，可直接激活纤溶酶原，半衰期 18～22min，但降解纤维蛋白原和凝血因子的作用可持续到 12～24h。UK 无抗原性，不引起变态反应。用法：150 万 U 于 30min 内静脉滴注，配合低分子量肝素皮下注射，每日 2 次。

急性心肌梗死尿激酶溶栓试验国外报道较少。国内有两项大规模临床试验。国家"八五"攻关课题组，对 1138 例急性 ST 段抬高心肌梗死进行尿激酶溶栓试验，其中 1023 例发病 6h 以内的 AMI 患者分为：低剂量组(2.2 万 IU/kg)539 例和高剂量组(3.0 万 IU/kg)484 例，两组临床血管再通率为 67.3% 和 67.8%，4 周病死率分别为 9.5% 和 8.7%。轻度和重度出血并发症，低剂量组为 6.68% 和 0.95%，高剂量组为 8.06% 和 1.65%；无显著性差异；高剂量组 2 例发生致命性脑出血，认为 2.2 万 IU/kg 是安全有效的剂量。发病后 6～12h 的 AMI 患者 115 例(2.6 万 IU/kg)与发病 6h 内用药组相比，血管再通率低(40.0% 对 67.5%，P＜0.001)，4 周病死率高(13.9% 对 9.1%，但 P＞0.05)，重度心力衰竭发生率高(13.0% 对 6.6%，P＜0.02)，说明尿激酶延迟治疗组疗效低于发病 6h 内治疗者。

另一项大规模试验为尿激酶(天普洛欣)多中心试验，对 1406 例急性 ST 段抬高心肌梗死发病 12h 内患者，用尿激酶溶栓，其中 124 例行 90min 冠脉造影。

结果，梗死血管临床再灌注率为 73.5%，90min 冠脉造影血管开通率为 72.6%，5 周病死率为 7.8%(109/1406)，轻度出血 10.2%，中重度出血 0.43%，脑出血 0.50%。提示 UK 的合适剂量可能为 150 万 IU 左右，尿激酶治疗 AMI 有效。

(3)重组组织型纤溶酶原激活剂：组织型纤溶酶原激活剂(rt-PA)是一种丝氨酸蛋白酶，相对分子质量 70000，半衰期 5min 左右，是人体内的一种纤溶解酶活化物，它与纤维蛋白结合，使血栓局部的纤溶酶原转化为纤溶酶，从而使血栓溶解。血管内皮细胞除生成纤溶酶原激活剂外，同时还生成一种快速作用的 rt-PA 抑制剂，两者处于平衡状态。生理情况下，rt-PA 具较弱的纤溶酶原激活作用，当结合纤维蛋白后，致构形变化，使 rt-PA 与纤溶酶原结合力增加 600 倍，所以生理情况下 rt-PA 具相对纤维特异性，溶栓的同时不引起全身纤溶激活状态。基因重组的组织型纤溶酶原激活剂(rt-PA)是一种相对分子质量为 65000 的糖蛋白，含 527 个氨基酸，其具有血栓溶解快，纤维蛋白特异性高及对生成时间较长的血栓仍有作用等特点。rt-PA无抗原性，重复使用效价不降低，激活全身纤溶系统不显著。用法：国外较为普遍的用法为加速给药方案（即GUSTO方案），首先静脉注射15mg，继之在30min内静脉滴注0.75mg/kg（不超过50mg），再在60min内静脉滴注0.5mg/kg（不超35mg）。给药前静脉注射肝素5000U，继之以1000U/h的速率静脉滴注，以aPTT结果调整肝素给药剂量，使aPTT维持在60~80s。鉴于东西方人群凝血活性可能存在差异，以及找国脑出血发生率高于西方人群，我国进行的TUCC临床试验，应用8mg rt-PA静脉注射，42mg静脉内滴注90min，配合肝素静脉应用（方法同上），也取得较好疗效，90min冠状动脉造影通畅率达到79.3%。

2.溶栓治疗的适应证

①持续性胸痛超过30min，含服硝酸甘油片症状不能缓解。两个或两个以上相邻导联ST段抬高（胸导联≥0.2mV，肢体导联≥0.1mV），或提示AMI病史伴左束支传导阻滞，起病时间＜12h，年龄＜75岁（Ⅰ类适应证）。对前壁心肌梗死、低血压（收缩压＜100mmHg）或心率增快（＞100/min）患者治疗意义更大。②ST段抬高，年龄≥75岁。对这类患者，无论是否溶栓治疗，AMI死亡的危险性均很大。尽管研究表明，对年龄≥75岁的患者溶栓治疗降低病死率的程度低于75岁以下患者，治疗相对益处减少；但对年龄≥75岁的AMI患者溶栓治疗每1000例患者仍可多挽救10人生命。因此，慎重权衡利弊后仍可考虑溶栓治疗（Ⅱa类适应证）。③ST段抬高，发病时间12~24h，溶栓治疗收益不大，但在有进行性缺血性胸痛和广泛ST段抬高并经过选择的患者，仍可考虑溶栓治疗（Ⅱb类适应证）。④高危心肌梗死，就诊时收缩压＞180mmHg和（或）舒张压＞110mmHg，这类患者颅内出血的危险性较大，应认真权衡溶栓治疗的益处与出血性卒中的危险性。对这些患者首先应镇痛、降低血压（如应用硝酸甘油静脉滴注β受体阻滞剂等），将血压降至150/90mmHg时再行溶栓治疗，但是否能降低颅内出血的危险性尚未得到证实。对这类患者若有条件应考虑直接PCI或支架置入术（Ⅱb类适应证）。⑤虽有ST段抬高，但起病时间＞24h，缺血性胸痛已消失者或仅有ST段压低者不主张溶栓治疗（Ⅲ类适应证）。

3.溶栓治疗禁忌证及注意事项

①既往任何时间发生过出血性脑卒中，一年内发生过缺血性脑卒中或脑血管事件。②颅内肿瘤。③近期（2~4周）活动性内脏出血（月经除外）。④可疑主动脉夹层。⑤入院时严重且未控制的高血压（＞180/110mmHg）或慢性严重高血压病史。⑥目前正在使用治疗剂量的抗凝药[国际标准化比率（INR 2~3）]，已知的出血倾向。⑦近期（2~4周）创伤史，包括头部外伤、创伤性心肺复苏或较长时间（＞10min）的心肺复苏。⑧近期（2~3周）外科大手术。⑨近期（＜2周）在不能压迫部位的大血管穿刺。⑩曾使用链激酶（尤其5d~2年内使用者）或其过敏的患者，不能重复使用链激酶。⑪妊娠。⑫活动性消化性溃疡。

4.再灌注成功的评判

临床判断：①心电图抬高的ST段于2h内回降＞50%。②胸痛于2h内基本消失。③2h内出现再灌注性心律失常（短暂的加速性室性自主节律，房室或束支传导阻滞突然消失，或下后壁心肌梗死的患者出现一过性窦性心动过缓、窦房传导阻滞），或低血压状态。④血清CK-MB峰值提前出现在发病14h内。具备上述四项中两项或以上者，考虑再通；但第②和③两项组合不能被判定为再通。

冠状动脉造影检查观察血管再通情况，通常采用90min冠状动脉造影所示血流TIMI（thrombolysis in myocardial infarction）分级。

TIMI 0级：梗死相关冠状动脉完全闭塞，远端无造影剂通过；

TIMI 1级：少量造影剂通过血管阻塞处，但远端冠状动脉不显影；

TIMI 2级：梗死相关冠状动脉完全显影但与正常血管相比血流较缓慢；

TIMI 3级：梗死相关冠状动脉完全显影且血流正常。

根据TIMI分级达到2、3级者表明血管再通，但2级者通而不畅。

(二)直接经皮冠状动脉介入治疗(primary PCI)

急性心肌梗死早期溶栓治疗使血管再通,可明显降低病死率并改善幸存者左心室功能。但溶栓治疗有许多限制:在全部 AMI 患者中大约仅有 1/3 适宜并接受溶栓治疗,而不适宜溶栓治疗的患者其病死率大大高于适于溶栓的患者;不论应用何种溶栓剂,采用何种给药方法,其用药后 90min 通畅率最多达到 85%,达到 TIMI 3 级血流者至多 50%~55%;另外,溶栓治疗后由于残余狭窄的存在,15%~30%缺血复发;且 0.3%~1%发生颅内出血。由于以上限制,AMI 的介入性治疗近年来被较广泛应用并取得重要进展。

1983 年 Hartzler 等首先报道了 AMI 的直接 PCI,此后一系列报道证实 AMI 的直接 PCI 有效、可行,其成功率可达 83%~97%。与溶栓治疗相比,直接 PCI 再通率高,残余狭窄轻,左心室射血分数(LVEF)较高,更明显地降低病死率,减少再梗死的发生,并减少出血并发症。Weaver 等对 1985 年 1 月至 1996 年 3 月间的 10 个单中心和多中心的直接 PCI 与溶栓治疗的随机对照临床试验进行了汇总分析,共包括 2606 名患者,结果表明,1290 例直接 PCI 患者 30d 病死率(4.4%)显著低于 1316 例溶栓治疗患者的病死率(6.5%),直接 PCI 减少死亡危险 34%(OR 0.66;95%CI 0.46~0.94,P=0.02);直接 PCI 明显减少卒中的总发生率(0.7%对 2.0%,P=0.007)及出血性卒中的发生率(0.1 对 1.1%,P<0.001)。该汇总分析结果表明,如果直接 PCI 的成功率能达到这些临床试验中所达到的高水平,对 AMI 患者直接 PCI 的效果优于溶栓治疗。直接 PCI 可明显降低 AMI 并发心源性休克的病死率。AMI 并发心源性休克时内科治疗的病死率高达 80%~90%,静脉溶栓治疗不能显著降低病死率,据 GISSI 研究 Killip Ⅳ级患者给予 SK 溶栓治疗病死率仍高达 70%,而直接 PCI 可使其病死率降至 50%以下。

直接 PCI 的适应证:①在 ST 段抬高和新出现或怀疑新出现左束支传导阻滞的 AMI 患者,直接 PCI 作为溶栓治疗的替代治疗,但直接 PCI 必须由有经验的术者和相关医务人员在有适宜条件的导管室、于发病 12h 内实施,或虽超过 12h 但缺血症状仍持续时,对梗死相关动脉进行 PCI(Ⅰ类适应证)。②急性 ST 段抬高型心肌梗死或新出现左束支传导阻滞的 AMI 并发心源性休克患者,年龄<75 岁,AMI 发病在 36h 内,并且血管重建术可在休克发生 18h 内完成,应首选直接 PCI 治疗(Ⅰ类适应证)。③适宜再灌注治疗而有溶栓治疗禁忌证者,直接 PCI 可作为一种再灌注治疗手段(Ⅱa 类适应证)。④发病<3h 的,就诊至开始球囊扩张时间(door to balloon)减去就诊至溶栓治疗时间<1h,选择 PCI;>1h,则选择溶栓。

三、AMI 规范化治疗

(一)诊断与危险评估

AMI 疼痛通常在胸骨后或左胸部,可向左上臂、颌部、背部或肩部放射;有时疼痛部位不典型,可在上腹部、颈部、下颌等部位。疼痛常持续 20min 以上,通常呈剧烈的压榨性疼痛或紧迫、烧灼感,常伴有呼吸困难、出汗、恶心、呕吐或眩晕等症状。应注意非典型疼痛部位,无痛性心肌梗死和其他不典型表现,女性常表现为不典型胸痛,而老年人更多地表现为呼吸困难。要与急性肺动脉栓塞、急性主动脉夹层、急性心包炎及急性胸膜炎等引起的胸痛相鉴别。急诊科对疑诊 AMI 的患者应争取在 10min 内完成临床检查,描记 18 导联心电图(常规 12 导联加 $V_{7\sim9}$,$V_{3R\sim5R}$)并进行分析,对有适应证的患者在就诊后 30min 内开始溶栓治疗或 90min 内直接急诊 PCI 开通梗死相关血管。

急性、进展性或新近心肌梗死的诊断:新近坏死的生化标志物明显升高并且逐渐下降(肌钙蛋白),或迅速上升与回落(CK-MB),同时至少具有下列一项:①缺血症状。②心电图病理性 Q 波。③心电图提示缺血(ST 抬高或压低)。④冠状动脉介入治疗后。天冬氨酸转氨酶(AST)、肌酸激酶(CK)、肌酸激酶同工酶(CK-MB)为传统的诊断 AMI 的血清标记物,但应注意到一些疾病可能导致假阳性,如肝脏疾病(通常 ALT>AST)、心肌疾病、心肌炎、骨骼肌创伤、肺动脉栓塞、休克及糖尿病等疾病均可影响其特异性。肌红蛋白可迅速从梗死心肌释放而作为早期心肌标记物，但骨骼肌损伤可能影响其特异性，故早期检出肌红蛋白后，应再测定 CK-MB、肌钙蛋白(cTnI，cTnT)等更具心脏特异性的标记物予以证实。

(二)急性心肌梗死国际分型

Ⅰ型：因原发性冠状动脉病变，如动脉粥样硬化斑块破裂或内膜撕裂、夹层，导致急性心肌缺血、坏死。

Ⅱ型：因冠状动脉血氧供需失衡所导致的心肌缺血坏死，如冠状动脉痉挛、贫血、低血压等。

Ⅲ型：心脏猝死。

Ⅳa 型：冠状动脉介入手术(PCI)相关的心肌梗死(TnT＞3 倍正常上限)。

Ⅳb 型：冠状动脉支架内血栓导致的心肌梗死。

Ⅴ型：冠状动脉旁路手术(CABG)相关的心肌梗死(TnT＞5 倍正常上限)。

(三)治疗

1.阿司匹林

所有患者只要无禁忌证均应立即口服水溶性阿司匹林或嚼服肠溶阿司匹林 150～300mg。以后 50～150mg/d，终身服用。

2.氯吡格雷

所有患者只要无禁忌证均应立即口服氯吡格雷 300～600mg，计划直接 PCI 的患者，建议口服 600mg。以后 75mg/d，至少服用 12 个月。

3.监测

持续心电、血压和血氧饱和度监测，及时发现和处理心律失常、血流动力学异常和低氧血症。

4.卧床休息

可降低心肌耗氧量，减少心肌损害。对血流动力学稳定且无并发症的 AMI 患者一般卧床休息 1～3d，对病情不稳定及高危患者卧床时间应适当延长。

5.建立静脉通道

保持给药途径畅通。

6.镇痛

剧烈胸痛使患者交感神经过度兴奋，产生心动过速、血压升高和心肌收缩功能增强，从而增加心肌耗氧量，并易诱发快速性室性心律失常，应迅速给予有效镇痛剂。可给吗啡 3mg 静脉注射，必要时每 5min 重复 1 次，总量不宜超过 15mg。副作用有恶心、呕吐、低血压和呼吸抑制。一旦出现呼吸抑制，可每隔 3min 静脉注射纳洛酮 0.4mg(最多 3 次)以拮抗之。

7.吸氧

患者初起即使无并发症，也应给予鼻导管吸氧，以纠正因肺瘀血和肺通气/血流比例失调所致的缺氧。在严重左心衰竭、肺水肿和并有机械并发症的患者，多伴有严重低氧血症，需面罩加压给氧或气管插管并机械通气。

8.硝酸甘油

AMI 患者只要无禁忌证通常使用硝酸甘油静脉滴注 12～24h，然后改用口服硝酸酯制剂。在 AMI 并且有心力衰竭、大面积前壁梗死、持续性缺氧或高血压的患者发病后 24～48h，应使用硝酸甘油静脉滴注。在有复发性心绞痛或持续性肺充血的患者可连续使用 48h 以上。硝酸甘油的副作用有头痛和反射性心动过速，严重时可产生低血压和心动过缓，加重心肌缺血，此时应立即停止给药、抬高下肢、快速输液和给予阿托品，严重低血压时可给多巴胺。硝酸甘油的禁忌证有低血压(收缩压＜90mmHg)、严重心动过缓(＜50 次/min)或心动过速(＞100 次/min)。下壁伴右室梗死时，因更易出现低血压也应慎用。

静脉滴注硝酸甘油应从低剂量开始，即 10μg/min，可酌情逐渐增加剂量，每 5～10min

增加5～10μg，直至症状控制、血压正常者动脉收缩压降低10mmHg，或高血压患者动脉收缩压降低30mmHg为有效治疗剂量。最高剂量以不超过100μg/min为宜，过高剂量可增加低血压的危险。静脉滴注二硝基异山梨酯的剂量范围为2～7mg/h，开始剂量30μg/min，观察30min以上，如无不良反应可逐渐加量。

9. 抗凝治疗

凝血酶是使纤维蛋白原转变为纤维蛋白最终形成血栓的关键环节，因此抑制凝血酶至关重要。抑制途径包括抑制其生成(即抑制活化的因子X)和直接灭活已形成的凝血酶。目前认为抑制生成较直接灭活在预防血栓形成方面更有效。肝素作为AMI溶栓治疗的辅助治疗，随溶栓制剂不同用法亦有不同。rt-PA为选择性溶栓剂，半衰期短，对全身纤维蛋白原影响较小，血栓溶解后仍有再次血栓形成的可能，故需要与充分抗凝治疗相结合。溶栓前先静脉注射肝素5000U冲击量，继之以1000U/h维持静脉滴注48h，根据aPTT调整肝素剂量。48h后改用皮下肝素7500U，每日2次，治疗2～3d。尿激酶和链激酶均为非选择性溶栓剂，对全身凝血系统影响很大，包括消耗因子V和Ⅷ，大量降解纤维蛋白原，因此溶栓期间不需要充分抗凝治疗，溶栓后开始测定aPTT，待aPTT恢复到对照时间2倍以内时(约70s)开始给予皮下肝素治疗。对于因就诊晚已失去溶栓治疗机会，临床未显示有自发再通情况，或虽经溶栓治疗临床判断梗死相关血管未能再通的患者，肝素静脉滴注治疗是否有利并无充分证据，相反对于大面积前壁心肌梗死的患者有增加心脏破裂的倾向。此情况下以采用皮下注射肝素治疗较为稳妥。

低分子量肝素为普通肝素的一个片段，平均相对分子质量在4000～6500之间，其抗因子X的作用是普通肝素的2～4倍，但抗Ⅱa的作用弱于后者。由于倍增效应，1个分子因子Xa可以激活产生数十个分子的凝血酶，故从预防血栓形成的总效应方面低分子量肝素应优于普通肝素。国际多中心随机临床试验研究ESSENCE、TIMI-11B、FRAXIS研究已证明低分子量肝素在降低不稳定性心绞痛患者的心脏事件方面优于或者等于静脉滴注普通肝素。鉴于低分子肝素有应用方便、不需监测凝血时间、严重出血并发症低等优点，建议可用低分子量肝素代替普通肝素。

10. β受体阻滞剂

通过减慢心率，降低体循环血压和减弱心肌收缩力来减少心肌耗氧量，在改善缺血区的氧供需失衡，缩小心肌梗死面积，降低急性期病死率方面有肯定疗效，无该药禁忌证的情况下应及早常规应用。常用的β受体阻滞剂为美托洛尔、阿替洛尔，前者常用剂量为25～50mg，每日2次或3次，后者为6.25～25mg，每日2次。用药需严密观察，使用剂量必须个体化。在较急的情况下，如前壁AMI伴剧烈胸痛或高血压者，β受体阻滞剂亦可静脉使用，美托洛尔静脉注射剂量为5mg/次，间隔5min后可再给予1～2次，继口服剂量维持。β受体阻滞剂治疗的禁忌证为：①心率<60次/min。②动脉收缩压<100mmHg。③中重度左心衰竭(KillipⅢ、Ⅳ级)。④二、三度房室传导阻滞或PR间期>0.24s。⑤严重慢性阻塞性肺部疾病或哮喘。⑥末梢循环灌注不良。相对禁忌证为：①哮喘病史。②周围血管疾病。③胰岛素依赖性糖尿病。

11. 血管紧张素转换酶抑制剂(ACEI)

主要作用机制是通过影响心肌重塑、减轻心室过度扩张而减少充血性心力衰竭的发生率和病死率。几个大规模临床随机试验如ISIS-4(心肌梗死存活者国际研究-4)，GISSI-3(意大利链激酶治疗急性心肌梗死研究-3)、SMILE(心肌梗死存活者长期评价)和CCS-1(中国心脏研究-1)已确定AMI早期使用ACEI能降低病死率，尤其是前6周的病死率降低最显著，而前壁心肌梗死伴有左心室功能不全的患者获益最大。在无禁忌证的情况下，溶栓治疗后血压稳定即可开始使用ACEI，使用的剂量和时限应视患者情况而定，一般来说，AMI早期应从低剂量开始、逐渐增加剂量，例如初始给予卡托普利6.25mg作为试验剂量，一日内可加至

12.5mg 或 25mg，次日加至 12.5～25mg，每日 2～3 次。对于 4～6 周后无并发症和无左心室功能障碍的患者，可停服 ACEI 制剂；若 AMI 特别是前壁心肌梗死合并左心功能不全，ACEI 治疗期应延长。因咳嗽等不良反应而不能耐受 ACEI 制剂者，可应用血管紧张素受体拮抗剂（ARB）替代。ACEI 的禁忌证：①急性期动脉收缩压＜100mmHg。②临床出现严重肾功能衰竭（血肌酐＞265mmol/L）。③有双侧肾动脉狭窄病史者。④对 ACEI 制剂过敏者。⑤妊娠、哺乳期妇女等。

12. 他汀类药物

因急性冠脉综合征收住院治疗的患者，应在住院后立即或 24h 内进行血脂测定，并以此作为治疗的参考值。无论患者的基线血清总胆固醇(TC)和低密度脂蛋白胆固醇(LDL-C)值是多少，都应尽早给予他汀类药物治疗。原已服用降脂药物者，发生急性冠脉综合征时不必中止降脂治疗，除非出现禁忌证。MIRACL(myocardial ischemia reduction with aggressive cholesterol lowering)研究入选 3086 例不稳定心绞痛或无 ST 段抬高的急性心肌梗死住院患者，于住院 96h 内随机分为阿托伐汀(80mg/d)治疗组和安慰剂组，平均观察 16 周。结果为主要联合终点（死亡、非致性心肌梗死、心肺复苏或再次发作心绞痛并观察证据需住院治疗率）发生的危险性阿托伐汀组(14.8%)比对照组(17.4%)降低 16%(P=0.048)。研究表明急性冠脉综合征患者早期应用他汀类药物治疗可显著减少心肌缺血事件再发。急性冠脉综合征时，应使用他汀类药物强化降脂，如无安全性方面的不利因素的情况下，用药目标是使 LDL-C 降至＜1.8mmol/L(70mg/dL)，或在原有基线上降低 40%。在住院期间开始药物治疗有两点明显的益处：①能调动患者坚持降脂治疗的积极性。②能使医生和患者自己更重视出院后的长期降脂治疗。

心脏保护研究(Heart Protection Study, HPS)入选 20536 例发生心血管事件的高危成年人，血清 TC≥3.5mmol/L。随机给 40mg/d 辛伐他汀或安慰剂。平均随访 5 年。结果与安慰剂组比，为辛伐他汀组全因死亡相对危险降低 13%，重大血管事件减少 24%，冠心病病死率降低 18%，非致命性心肌梗死和冠心病病死减少 27%，脑卒中减少 25%，血运重建术需求减少 24%，肌病、癌症发病率或因其他非心血管病住院均无明显增多。结论认为，对心血管高危险人群，TC＞3.5mmol/L 者长期降低胆固醇治疗可获显著临床益处。

第二节　血脂代谢紊乱

心血管病是我国死亡原因的第一位，除脑卒中高发外，近 20 年冠心病的发病率和死亡率逐步上升。国内外的研究表明：血清总胆固醇(TC)或低密度脂蛋白胆固醇(LDL-C)升高是冠心病和缺血性脑卒中的独立危险因素之一，因此，对血脂异常的防治已经成为我国防治动脉粥样硬化疾病的重要环节。

一、血脂代谢基本概念

(一)血脂与脂蛋白

血脂是血浆中的胆固醇(TC)、三酰甘油（甘油三酯，TG）和类脂如磷脂等的总称。与临床密切相关的是胆固醇和三酰甘油。人体内胆固醇主要以游离胆固醇及胆固醇酯的形式存在。胆固醇及三酰甘油必须与特殊的蛋白质即载脂蛋白(apo)结合形成脂蛋白，才能被运输至组织进行代谢。血浆脂蛋白成分包括乳糜微粒(CM)、极低密度脂蛋白(VLDL)、低密度脂蛋白(LDL)和高密度脂蛋白(HDL)。此外，还有一种是 LP(a)，它是利用免疫方法发现的一类特殊脂蛋白，其脂质成分类似 LDL，浓度主要与遗传有关。

乳糜微粒是血液中颗粒最大的脂蛋白。正常人空腹 12h 后，血清中无 CM。LDL 是血液中胆固醇含量最多的脂蛋白，血清胆固醇浓度的升高与 LDL-C 水平呈平行关系，LDL 中的载脂蛋白以 apo B 为主。HDL 是颗粒最小的脂蛋白，以 apo A 为主，FIDL 能将胆固醇从周围组织转运到肝脏进行再循环或以胆酸形式排泄。

(二)血脂代谢紊乱及其致动脉粥样硬化作用

血脂代谢紊乱，是指 TC、TG 和低密度脂蛋白胆固醇(LDL-C)异常升高，同时高密度脂蛋白胆固醇(HDL-C)的异常降低也是一种常见的表现。近一个世纪的实验室和人体研究都发现了血脂与动脉粥样硬化形成的密切关系，其中 LDL-C 水平是致动脉粥样硬化的重要因素。目前血脂致动脉硬化的作用机制研究尚不完全，已证实的主要环节有以下几方面。

1. 炎症

有充分证据表明，众多致动脉粥样硬化的危险因素都通过炎症改变动脉的生理特性，促进损伤的形成和进展。氧化改变的 LDL 及其组分激发炎症并促进动脉硬化这一理论已得到业界一致肯定，但目前对氧化改变的介质和生化基质基础研究尚不完全。除氧化改变 LDL 外，富含 TG 的脂蛋白也促进炎症的发展。

2. 脂蛋白和动脉硬化的启动

对动脉硬化病理生理机制研究都以脂蛋白分子家族为中心，当 LDL 过多时，它可积聚于动脉管壁，单层的内皮细胞通透性增加是 LDL 原位积聚的原因之一，使局部损伤形成。形态学研究提示脂蛋白分子是与细胞外基质成分结合沉积于动脉粥样硬化内膜中。部分生化刺激物也会改变血管平滑肌细胞行为，促使内膜细胞外基质产生，为动脉硬化发生发展提供基础。不同分子大小 LDL 与细胞外基质结合能力有所不同，小而密 LDL 比大而疏 LDL 更能与动脉壁胶原多糖结合，小而密 LDL 更易在高三酰甘油和低 HDL 水平患者中积聚，后者常见于代谢综合征和糖尿病血脂异常患者，这也解释了为何在同等 LDL-C 水平的患者中，糖尿病患者动脉硬化损伤更重。除上述已确定的 LDL 种类与细胞外基质相互关系外，还有一些"酶类"也促进 LDL 分子在动脉内膜积聚，如脂蛋白酯酶可在 LDL 分子和细胞外基质结合中起桥梁作用，巨噬细胞可在动脉壁中合成脂蛋白酯酶、动脉粥样硬化局部磷脂酶过度分泌也是 LDL 分子与内膜胶原多糖结合增加、神经磷脂酶也促使 LDL 分子与胶原多糖结合。

3. 高密度脂蛋白

大量流行病学证据证实 HDL 是动脉粥样硬化的保护因子。HDL 能转运富脂泡沫细胞中的脂质，新生不成熟的 HDL 分子通过转运胆固醇，成为成熟 HDL 分子。清除受体 BI(SR-BI)能在肝脏吸收由 HDL 转运而来的胆固醇。体外研究证实了 HDL 分子能介导富胆固醇细胞中的脂质外流，因此提示提高血浆 HDL 水平能促进胆固醇的逆向转运，从而有心血管保护作用。HDL 分子除有转运胆固醇作用外，它还是抗炎症和抗氧化蛋白的载体，有研究表明 HDL 分子能催化与 LDL 氧化相关的磷脂酶。动物体内研究也发现，输注 HDL 能限制损伤血管细胞黏附因子表达，支持 HDL 有抗炎症的作用。

4. 脂质条纹形成

LDL 分子在动脉内膜的滞留和积聚启动了炎症过程，导致局部损伤形成。高脂血症的首个细胞外反应是白细胞聚集，动脉内皮细胞通常对白细胞有抵抗作用。但是，在氧化脂蛋白和炎症蛋白介质如细胞因子等的作用下，内皮细胞能改变其在血管腔表面的结构，使其易与白细胞黏附。白细胞一旦与内皮细胞相黏附，即可在化学趋化信号作用下穿透进入内膜。除分子黏附外，高脂血症提高了动脉对单核细胞化学趋化因子的分泌。研究还发现，动脉粥样硬化处有肥大细胞聚集，肥大细胞产物可能促进致动脉硬化前体物质的产生、促进脂蛋白分子结构重建，使其致动脉硬化能力加强。单核细胞一旦在动脉内膜附着，就可转变为巨噬细胞。在动脉硬化斑块中，组织巨噬细胞即泡沫细胞特点是细胞内大量胆固醇积聚形成小滴状，组织学研究中表现为细胞质中有泡沫样物质。因此，炎症细胞在炎症介质介导下形成了早期动脉硬化标记——泡沫细胞。泡沫细胞在动脉损伤局部形成，即表现为脂质条纹。

5. 血脂和动脉硬化损伤进展的关系

脂质条纹是动脉硬化的最初表现，如果永远如此，则不会引起临床很多并发症。动脉硬化损伤进展主要包括血管平滑肌细胞增生和复杂的细胞外基质的积聚，后者不仅包括蛋白多糖还包括胶原和弹力纤维。早期动脉硬化损伤处进展时，其各组分都呈特征性地分布，在典型的离心性动脉粥样硬化处，富含脂质的脂核表面由平滑肌细胞和细胞外胶原基质形成的纤维帽覆盖，脂核中存在巨噬泡沫细胞。胆固醇可以胆固醇酯或胆固醇单水化合物形式存在于斑块中，后者呈结晶状。

6. 动脉硬化血栓形成

当动脉硬化进展时，主要的变化在于斑块中的脂核，巨噬细胞不仅增殖，同时也凋亡，在凋亡的同时，细胞肿胀，促使富脂巨噬细胞释放其内容物至细胞间质，同时，斑块表面平滑肌细胞也出现凋亡，细胞群的修复能力下降，细胞外基质完整性出现严重破坏，脂核中的血栓前物质直接与血管腔内容物接触。原位血栓形成可因微血管出血所致。研究发现很多突然动脉阻塞事件并非发生于严重血管狭窄处，表明动脉粥样硬化斑块生理功能破坏是许多致死性冠脉栓塞和急性心梗的激发因素，而斑块纤维帽破裂是斑块生理功能破坏的最突出原因，这类斑块往往有大的脂核、大量炎症细胞聚集、纤维帽薄弱。斑块破裂后，血小板黏附于暴露的胶原，从而激发一系列的血栓形成过程。

(三) 血脂代谢与心血管疾病

虽然既往研究表明低密度脂蛋白胆固醇增高致动脉硬化作用强，但近年来越来越多证据表明，高密度脂蛋白胆固醇的保护作用和富含甘油三酯的脂蛋白致动脉硬化作用也在疾病过程中起非常重要的作用。

1. 胆固醇和心血管疾病

人体血浆胆固醇中 60%为 LDL-C，30%为 HDL-C，10%为 VLDL-C，乳糜微粒仅在餐后出现，为 10~25mg/dL，根据餐中胆固醇含量而有所不同。MRFIT 研究人员报道，在筛选后的 356222 例 35~57 岁无心梗史的男性人群中，每 5 岁为一组，发现血胆固醇水平和冠心病死亡率呈显著的线性相关，且年龄调整后的冠心病死亡，血胆固醇处于高四分位数的人群危险性是低四分位数人群的 3.4 倍，冠心病死亡归因中，46%额外死亡归因于血胆固醇高于 4.68mmol/L(180mg/dL)。另有研究表明胆固醇水平下降 25%或 LDL-C 水平下降 35%可降低冠心病死亡率 49%。

2. 高密度脂蛋白胆固醇与冠心病

观察性研究发现 HDL-C 水平与冠心病呈负相关。弗兰明翰研究中，无 LDL-C 水平增高患者中，低 HDL-C 水平与冠心病事件相关。研究观察到，HDL-C 在中位数水平(如男性 1.17mmol/L，女性 1.43mmol/L)以下，每下降 0.13mmol/L，则冠心病危险性增加 25%，而高于中位数水平者，冠心病风险性减少。历时 2~5 年的冠脉造影研究(LCAS)也发现低 HDL-C 水平者，冠脉及大隐静脉桥血管病变进展重。他汀类药物对低 HDL-C 患者也有效，虽然它提高 HDL-C 作用仅为中等，但在低 HDL-C 患者中减少动脉粥样硬化作用也很显著，同时能抑制炎症环境。

3. 脂蛋白(α)

20 世纪 60 年代，研究就发现血浆脂蛋白(α)[Lp(α)]是冠心病的独立危险因素，但至今对其生理病理特点以及其在临床危险性评估中的作用尚不明了。Lp(α)结构复杂，包含有一种 LDL 状结构，与单一糖蛋白样的载脂蛋白α(apoα)共价，apoα 具有多个三环类结构，与纤溶酶原的序列相似。因此 Lp(α)可能与动脉硬化和血栓栓塞有一定相关性。由于 apoα 三环序列数目有不同，造成 Lp(α)有不同大小的同工型，因此不同个体 Lp(α)结构大小差异大，临床检测有一定难度，建立标准化检测方法还有很多困难。人群中血浆 Lp(α)水平差异很大，主要原因与个体基因水平有关，环境因素和药物干预对其影响较小。虽然 Lp(α)还存在上述缺点，其测定值对检出冠心病高危患者进行及时治疗干预还是十分有价值的。

4. 血脂正常范围

(1)我国人群的血脂范围：我国的队列研究分析显示我国人群的血脂正常及异常范围见表 4-1。

(2)美国成人血脂治疗指南推荐血脂参考标准：见表 4-2。

(3)美国血脂治疗指南(ATP)推荐血三酰甘油正常/异常分类及治疗目标见表 4-3。

表 4-1 我国人群血脂正常范围

分层	TC	LDL-C	HDL-C	TG
合适范围	 5.18mmol/L(200mg/dL)	 3.37mmol/L(130mg/dL)	≥1.04mmol/(40mg/dL)	 1.70mmol/L(150mg/dL)
边缘升高	5.18～6.19mmol/L(200～239mg/d)	3.37～4.12mmol/L(130～159mg/dL)	1.70～2.25mmol/L(150～199mg/dL)	
升高	≥6.22mmol/L(240mg/dL)	≥4.14mmol/L(160mg/dl)	≥1.55mmol/L(60mg/dL)	≥2.26mmol/L(200mg/dL)
降低			<1.04mmol/L(40mg/d)	

表 4-2 美国成人血脂治疗指南(ATPIII)推荐血脂各组分正常及异常标准(mg/dL)

低密度脂蛋白胆固醇	
<100	最佳
100～129	接近或超过最佳
120～159	临界增高
160～189	高
≥190	极高
总胆固醇	
<200	理想
200～239	临界增高
≥240	高
高密度脂蛋白胆固醇	
<40	低
≥60	高

表 4-3 美国血脂治疗指南(ATPIII)推荐血三酰甘油正常/异常分类及治疗目标

三酰甘油(mg/dL)	ATPIII分类	主要治疗目标
<150	正常	
150～199	临界增高	LDL胆固醇达标
200～499	高	LDL胆固醇达标
≥500	极高	降低甘油三酯，以防急性胰腺炎

二、血脂水平的冠心病危险性评估

大规模前瞻性流行病学研究表明,心血管病的危险性不仅取决于个体具有某一危险因素的严重程度,而且更取决于个体同时具有危险因素的数目,即危险因素的数目和严重程度共同决定了个体发生心血管病的危险程度。美国ATPIII指南根据个体的心血管疾病情况将其归为高危、中危和低危心血管风险，对不同危险程度个体的血脂进行不同程度的控制。与西方国家不同，中国流行病学研究提示高血压是中国人群动脉硬化的一个最重要因素，因此中国血脂治疗指南建议，按照有无冠心病及其等危症，有无高血压，其他心血管危险因素的多少，结合血脂水平来综合评估心血管病的发病危险，将我国人群进行危险性高低分类，见表4-4。

表4-4　美国ATPI指南建议心血管危险分层

危险分层		10年心血管风险
高危	冠心病或冠心病危症	＞20%
中危	2个以上心血管危险因素	10%～20%
低危V0～1心血管危险因素	＜10%	

三、调脂治疗

1.调脂治疗对动脉硬化斑块的作用

研究显示，随着胆固醇水平和LDL-C水平的增加，缺血性心血管病危险性增高。而HDL-C水平越低，则缺血性心血管病危险性增加。我国的流行病学研究资料也表明，血脂异常时冠心病发病的危险性与西方人群相同，因此对我国患者进行血脂异常防治有着重要的公共卫生意义。

目前大量证据表明，斑块演变既可以从动脉硬化恶化方向发展，也可以从促进斑块生理功能改善方向发展，研究发现积极降脂治疗能使斑块含脂量下降，内膜纤维组织含量增加，同时因巨噬细胞积聚引起的炎症反应减少，炎症介质表达下降，调脂治疗还能抑制氧化应激产物生成，促进内皮细胞扩血管作用。有趣的是，研究证实斑块生理功能得到改善的同时不伴随血管固定狭窄处管径的改变。近期磁共振研究也发现，斑块容积改变同时，无血管管径的显著改善。上述研究结果提示降脂治疗能逆转斑块，改善狭窄；还能降低组织因子、炎症前介质等产生及活性。因此，研究的重点也从"逆转"斑块到"稳定"斑块。尽管抗动脉粥样硬化治疗中生活方式干预是最重要的基石，他汀类药物积极有效地降低临床事件、改善预后也使其在临床治疗中得到广泛应用，既能降低血脂水平，又有直接的抗炎症作用，这种作用可能独立于降LDL作用。

2.调脂治疗目标

血脂异常治疗最主要目的是为了防治动脉粥样硬化临床事件，以冠心病为主要代表，所以应根据已有冠心病或冠心病等危症以及有无心血管危险因素，结合血脂水平进行全面评价，以决定治疗措施及血脂的目标水平。

由于血脂异常与饮食和生活方式有密切关系，所以饮食治疗和改善生活方式是血脂异常治疗的基础措施。

无论是否进行药物调脂治疗，都必须坚持饮食控制和生活方式调整。根据血脂异常的类型及治疗需要达到的目的，选择合适的调脂药物。在选择药物治疗时，需全面了解患者冠心病极其伴随的危险因素情况。

调脂治疗应将降低LDL-C作为首要目标，根据不同危险人群，开始药物治疗的LDL-C水平以及需要达到的LDL-C目标值有较大不同。

我国人群血清的理想水平是 LDL-C ＜ 1.7mmol/L(65mg/dL)，HDL-C ≥ 1.04mmol/L(40mg/dL)。对于特殊的血脂异常类型，如轻、中度TG升高[2.26～5.63mmol/L(200～500mg/dL)]，LDL-C仍为主要目标，非HDL-C达标为次要目标，非HDL-C＝TC-HDL-C，其目标值为LDL目标值＋0.78mmol/L(30mg/dL)。重度高三酰甘油血症[≥5.65mmol/L(500mg/dL)]，为防止急性胰腺炎的发生，首先应积极降低TG。

3.调脂治疗原则

首诊发现血脂异常时，应立即开始必要的饮食控制和生活方式干预，6～8周后，检测患者血脂水平，如果已达标或有明显改善，应继续饮食和生活方式干预。不能调脂达标者，应考虑加用药物治疗。

4.血脂治疗进展

美国NCEP ATPⅢ公布后，陆续又有临床试验结果发表，如HPS，PROSPER，ALLHAT-LIT，ASCOT-LIA，PROVE IT-TIMI 22等，大量新证据的问世促使2004年公布了ATPⅢ的修订版，其主要内容如下。

(1)高危患者，推荐LDL-C的目标值为2.6mmol/L(100mg/dL)，对于极高危患者，可将LDL-C控制低于1.82mmol/L(70mg/dL)，即根据现有临床证据，对基线LDL-C低于2.6mmol/L(100mg/dL)的极高危患者可进一步用药降低LDL-C至1.82mmol/L(70mg/dL)以下。

(2)高危患者，若存在高甘油三酯或低HDL-C水平，可在应用降LDL-C药物同时加用贝特类药物或烟酸类药物。

(3)中度危险性患者(2个或以上危险因子，10年危险性为10%～20%者)，LDL-C应控制于3.38mmol/L(130mg/dL)以下，不过根据近期研究结果，可建议LDL-C控制于2.6mmol/L(100mg/dL)以下。因此，对于基线LDL-C在2.6～3.35mmol/L(100～129mg/dL)的中危患者，可进一步用药降低LDL-C。

(4)对已用降LDL-C药物治疗的患者，建议治疗的强度应至少使LDL-C下降30%～40%。

(5)对高危或中高危伴有生活方式相关危险因子的患者(如肥胖、久坐生活方式、高三酰甘油或代谢综合征者)，无论其LDL-C水平，都必须积极进行生活方式调整。

(6)对低危患者，近期临床研究未修改其治疗目标值。

四、血脂异常的药物治疗

临床上供选用的调脂药物可分为5类：①他汀类。②贝特类。③烟酸类。④胆固醇吸收抑制剂。⑤胆酸螯合剂。⑥其他。

(一)他汀类

他汀类为HMG-CoA还原酶抑制剂，具有竞争性抑制细胞内胆固醇合成早期过程中限速酶的活性，继而上调细胞表面LDL受体，加速血浆LDL的分解代谢，还可抑制肝脏VLDL的合成。因此，他汀类能显著降低TC、LDL-C和apo-B水平，同时也降低TG水平和轻度升高HDL-C。此外，他汀类还可能具有抑制炎症反应，改善斑块稳定性，降低C反应蛋白。他汀类药物在发挥降脂作用前，就能快速发挥血管内皮细胞保护功能。随着LDL-C和C反应蛋白降低外，20世纪后期，大量大规模临床试验陆续发表，他汀类药物治疗被证实在冠心病防治史上具有里程碑式的意义，除显著降低LDL-C外，冠心病患者死亡率和致残率明显下降。它众多额外有益作用是独立于其降LDL-C作用之外的。荟萃分析发现，应用他汀类药物每降低1%LDL-C，则首发心脏事件风险下降0.88%。

无论是一级预防(有危险因素患者预防血管事件)还是二级预防(已有血管事件发生者，预防再发事件)，他汀类药物都有相似的作用。他汀类对男性或女性作用相似，对高龄人群的作用与其他年龄群相似，对糖尿病、高血压患者降低心血管事件作用尤其显著。在与活性药物进行对照的研究提示，更强有力降LDL-C(更强作用他汀类药物或更大剂量的他汀类药物)，能更显著降低心血管事件，安全性未受影响。

目前国内上市的他汀类药物有辛伐他汀、普伐他汀、氟伐他汀、阿托伐汀、洛伐他汀和瑞舒伐他汀。他汀类药物降低TC和LDL-C的作用与剂量有相关性，但不呈直线相关关系，当剂量加倍时，其降低TC的幅度仅增加5%，降低LDL-C的幅度增加6%。他汀类药物不同剂量疗效比较见表4-5。

表 4-5　部分他汀类药物降低 LDL-C 水平 30%～40%所需剂量

药物	剂量(mg/d)	LDL-C 降低(%)
阿托伐汀	10	39
洛伐他汀	40	31
普伐他汀	40	34
辛伐他汀	20～40	5～41
氟伐他汀	40～80	25～35
瑞舒伐他汀	5～10	39～45

　　大多数人对他汀类药物耐受性良好，仅 0.5%～2.0%病例发生肝酶升高，且呈剂量依赖性，由此引起肝功能进展恶化罕见。减量或停药肝酶可回落至正常。目前指南推荐，对他汀类药物引起肝脏丙氨酸转氨酶 3 倍以上增高，或结合胆红素增高并伴临床症状者，停用他汀类药物。对肝酶 1～3 倍增高的患者，需随访肝功能，无须停药。他汀类药物可引起肌病，包括肌痛肌炎和横纹肌溶解。标准剂量他汀类药物治疗很少发生肌病，但剂量增大或与其他药物合用时，肌病发生率增加。

　　(二)贝特类

　　此类药物通过激活过氧化物酶增生体活化受体 a(PPARa)，刺激脂蛋白酯酶(LPL)，apoA I 和 apoA II 基因的表达，增强 LPL 的脂解活性，有利于去除血液中富含 TG 的脂蛋白，降低血浆 TG 和提高 HDL-C 水平，促进胆固醇的逆向转运，并使 LDL 亚型由小而密颗粒向疏松颗粒转变。作为 PPARa 激动剂，贝特类药物也能降低炎症因子，如白介素-6，纤维蛋白原，C 反应蛋白和肿瘤坏死因子 α 等。

　　贝特类药物是一线的降低三酰甘油的药物，其降低三酰甘油的幅度与基线三酰甘油水平有关，平均降低空腹三酰甘油水平 30%～50%，它能升高高三酰甘油血症患者的低 HDL-C，但贝特类药物降低 LDL-C 能力低于他汀类药物，其降低高胆固醇血症患者 LDL-C 幅度为 10%～20%。高敏 CRP 是冠心病的独立危险因素，减肥、运动、阿司匹林、他汀类都被证实能降低 CRP，大量研究表明贝特类药物也能降低 CRP。脂蛋白相关磷脂酶 A2(LpPLA2)也被认为是血管性疾病的生物标记物之一，如脑卒中等，近期的研究发现贝特类药物降低 2 型糖尿病合并血脂异常患者 LpPLA2 水平与他汀类药物相似。代谢综合征患者血尿酸增高非常常见，后者也被认为是心血管疾病的独立预测因子，贝特类药物有降低尿酸作用(通过增加肾脏分泌)。

　　临床常用药物有非诺贝特、苯扎贝特、吉非贝齐。目前比较不同贝特类药物的临床研究较少，但已有资料表明推荐剂量的不同贝特类药物降低三酰甘油水平和增高 HDL-C 的能力相似。临床试验，如 HHS，VA-HIT 等研究都证实，贝特类药物可能延缓冠脉病变进展，降低主要冠脉事件。

　　对混合型高脂血症患者，20 世纪 80～90 年代曾用他汀类药物和非诺贝特合用，但发现此两类药物合用后肌病和横纹肌溶解危险性显著增加，因此尽管此两药合用降低 LDL-C 和 TG 的作用显著，但药代动力学有相互作用，吉诺贝特能使他汀类药物的曲线下最大浓度增高，肾脏清除减少，提示临床应谨慎合用，以防肌病发生。而非诺贝特与他汀类药物合用未发现有上述药代动力学改变，故近期的他汀-贝特类联用研究都选用了非诺贝特或非诺贝特酸，后者是非诺贝特的有效成分，它与他汀类合用降低三酰甘油、升高 HDL 作用优于单用他汀类，且促使 LDL 分子由小面密转化为中等到大而疏，研究未观察到单用他汀或他汀-贝特联用肌肉不良事件有差异。近期临床研究还提示非诺贝特与依折麦布合用调脂作用优于任一单药作用，且安全性良好。

　　贝特类药物常见不良反应为消化不良、胆石症等，也可引起肝酶升高和肌病。绝对禁忌证是严重肾病和严重肝病。

贝特类药物的临床应用指征：

(1)血三酰甘油＞5.5mmol/L。

(2)男性、无冠心病史、非 HDL 胆固醇＞5.2mmol/L(200mg/d)，尤其是 LDL/HDL＞5 合并三酰甘油＞2.2mmol/L 和(或)不能耐受他汀类药物。

(3)2 型糖尿病无心血管疾病，且不能耐受他汀类药物。

(4)男性有冠心史、低 HDL-C、LDL-C 接近达标，尤其是不能耐受他汀者。

(5)高危患者，血三酰甘油＞2.2mmol/L 伴非 HDL-C 不达标者，可将他汀与非诺贝特合用。

(6)持续而严重的高三酰甘油血症，可联用烟酸和(或)omega-3 脂肪酸。

(三)烟酸

烟酸为 B 族维生素，当用量超过作为维生素作用的剂量时，可有明显的降脂作用，其降脂机制可能与抑制脂肪组织中的脂解和减少肝脏中 VLDL 合成和分泌有关。一系列研究表明，烟酸有显著降脂作用，在男性患者中，总胆固醇平均下降 8%～21%，三酰甘油下降 29%～55%，在女性患者中分别为 25%～26%和 36%～59%。烟酸 4g/d，持续 6 周，血胆固醇下降 14%，三酰甘油下降约 26%，VLDL 胆固醇下降 47%，LDL 胆固醇下降 16%，Lp(a)下降 40%，HDL 水平显著上升。更需指出的是，调脂药物中，烟酸是唯一对 Lp(a)有强大作用的药物，它也是一个能强力降低高三酰甘油血症患者的三酰甘油水平，使胰腺炎并发症显著下降。

目前，烟酸在高脂血症中的治疗地位主要受 CDP(coronary drug project)研究结果影响，该研究是在 1966～1974 年间开展的多中心、5 个调脂药物的安慰剂对照随机双盲研究，受试者是有心电图证实的心梗患者，主要终点事件是全因死亡，平均随访 6.2 年，在烟酸 3g/d 与安慰剂对照的亚组研究中，全因死亡无显著差别(24.8%对 25.9%，P＝NS)，但烟酸组显著降低了非致死性心梗发生率(烟酸组 10.7%对安慰剂组 14.8%，P＝0.001)。烟酸组和安慰剂组在 5 年随访时全因死亡或冠心病死亡无显著差别，烟酸组心律失常、胃肠道反应等不良反应增加，用药依从性差。

基于这些结果，当时的 CDP 研究者建议冠心病患者应谨慎应用烟酸类药物，但在此后的 8.8 年随访发现烟酸组全因死亡低于安慰剂组(52%对 58.2%，P＝0.0004)，其中主要是冠心病死亡率较安慰剂组显著下降(36.5%对 41.3%，P＝0.005)。因此，在以后的多年中，开展了一系列烟酸类药物抗动脉粥样硬化的前瞻性随机双盲临床研究，如 CLAS-I、CDP 等证实，烟酸能降低主要冠脉事件，延缓冠脉粥样硬化斑块的进展。在一项包含 11 个临床研究结果的荟萃分析中，比较了 5 个调脂药物(安慰剂、贝特类、他汀类、他汀-烟酸合用或烟酸/降 LDL-C 药物合用)对血脂各组分、冠脉狭窄腔径和心血管终点事件的影响，发现他汀类或贝特类药物单用能中等程度减缓狭窄进展，而他汀类与烟酸合用或烟酸与其他降 LDL-C 药物合用能有非常显著意义的冠脉狭窄逆转作用，尽管逆转程度非常轻微。

烟酸有速释和缓释两种剂型，速释剂不良反应明显，一般难以耐受。缓释型烟酸不良反应明显减轻，较易耐受。虽然烟酸能全面降低血脂中各组分，但其降 LDL-C 不如他汀类，故他汀类药物与烟酸合用时目前可以选择的一种治疗方法，每日一次固定剂量的他汀类药物(辛伐他汀或瑞舒法他汀)与缓释烟酸的复方制剂正在临床研发中。

烟酸的常见不良反应有颜面潮红、上消化道不适等。烟酸会引起胰岛素抵抗使空腹血糖增高约 5%，理论上，烟酸可能引起新发糖尿病增多，但在 CDP 研究中，烟酸并未引起新处方降糖药物或胰岛素制剂增多，近期的研究数据也提示糖尿病患者能安全应用烟酸类药物。缓释烟酸，一般每日两次用药，其肝毒性较速释制剂大，但每次 1g，每日 2 次用药还是安全的。烟酸可使其尿酸水平增高 10%左右，主要是其竞争性地抑制肾小管分泌尿酸，在部分患者中会引起痛风。

(四)胆固醇吸收抑制剂

胆固醇吸收抑制剂依折麦布口服吸收迅速，广泛的结合成依折麦布-葡萄糖苷酸，作用于小肠细胞的刷状缘,有效地抑制胆固醇和植物固醇的吸收。由于减少胆固醇向肝脏的释放,促进肝脏 LDL 受体的合成,加速 LDL 的代谢。

依折麦布 II 期临床研究选择了轻中度高胆固醇血症患者[LDL-C 3.38～6.5mmol/L(130～250mg/dL)伴 TG≤3.85mmol/L(350mg/dL)],给予依折麦布 10mg/d,与安慰剂对照,治疗 12 周,发现 LDL-C 水平下降 17.3～28.5%,LDL-C 的下降在 2 周内出现,持续至 12 周,各年龄、种族和性别相似。此外,HDL-C 水平有轻度升高(2.3%～2.9%),不良事件发生率,包括肝酶与肌酶增高都与安慰剂相似。

尽管他汀类药物降 LDL-C 作用显著,仍有许多患者单用他汀类药物并不能获得 NCEP ATP III 推荐的降脂目标,联合应用不同作用途径的药物能获得更有效的降 LDL-C 的效果。如依折麦布合用他汀(80mg)比单纯将他汀从 40mg 上调至 80mg 效果降 LDL-C 作用增强 4 倍。依折麦布与他汀合用的安全性和耐受性与单用他汀类药物相似,两类药物合用未见有临床意义的药物间药代动力学相互作用,因为依折麦布不通过肝脏细胞色素 P450 代谢。目前依折麦布与瑞舒伐他汀、辛伐他汀、普伐他汀和阿托伐汀合用已得到美国 FDA 批准,低剂量他汀与依折麦布合用比他汀类药物剂量翻倍更有效,它能额外降低 14%～18%LDL-C,10%TG,上调 5%HDL-C。

依折麦布有明显调脂作用,但近年来陆续公布的以靶器官损害或心血管临床事件为观察终点的研究中,尚未发现其有降低心脏事件风险的作用。ARBITER6-HALTS 研究将已长期应用他汀类药物的患者随机分入依折麦布或烟酸组,结果发现烟酸组能显著降低颈动脉内中膜厚度,而依折麦布组患者颈动脉内中膜厚度则上升,且烟酸组主要心血管事件低于依折麦布组。ENHANCE 研究中,将已服用辛伐他汀 80mg/d 的家族性高胆固醇血症患者,加用依折麦布 10mg/d,亦未发现有明显颈动脉内中膜厚度差异。而在 SANDS 研究中,依折麦布则显示有减缓颈动脉内中膜增厚的进展作用。根据目前证据对依折麦布临床疗效进行最终评价还为时过早,因为以颈动脉内中膜厚度作为心脏事件的替代终点还存在争议。预计在 2012 年可完成的 IMPROVE-IT 研究,入选了 18000 例 ACS 患者,采用辛伐他汀合并或不合并依折麦布治疗,以期达不同 LDL-C 靶目标水平,届时将得到更有力的关于依折麦布合并他汀类药物进一步降低 LDL-C 能否更好改善 ACS 患者心血管预后的信息。

有意义的是,在一个近期研究中,阿托伐汀与依折麦布合用比单用阿托伐汀提供额外的 10%的 CRP 降低,提示此两药合用抗炎症作用加强,而 CRP 被认为是调脂药物保护动脉硬化的另一种可能机制。此外,研究还发现依折麦布有潜在的治疗其他心血管危险因素和疾病的可能性,如改善胰岛素敏感性、治疗非酒精性脂肪肝并降低这类患者发生胆石症的高风险性、协助治疗慢性肾衰和器官移植相关的血脂异常和心血管风险等。

依折麦布常见不良反应为头痛和恶心。

(五)胆酸螯合剂

胆酸螯合剂能通过阻断胆汁肠肝循环,降低肝脏合成 LDL-C,其单药治疗能降低 LDL-C 为 5%～30%,有剂量相关性。与他汀类药物合用,能降低 LDL-C 最大至 60%。临床试验证实它有抑制动脉硬化、减少心血管事件的作用。但其给药需大量多次使用,临床用药不方便,且易致胃肠道副作用,因此目前仅把胆酸螯合剂作为高胆固醇血症的二线用药,或患者因安全性需要时考虑,如儿童或拟怀孕妇女。常用的胆酸螯合剂有考来烯胺和考来替泊。此类药物因不吸收,故安全性很好。常见不良反应主要是胃肠道反应,如便秘,可发生在 10%～30%用药患者中。胆酸螯合剂可加重高三酰甘油血症,在 TG>4.4mmol/L(400mg/dL)患者中,禁止单用胆酸螯合剂。对基线 TG 正常的患者,胆酸螯合剂升高 TG 作用微弱,但基线 TG>2.2mmol/L(200mg/d)者,胆酸螯合剂会引起 TG 明显升高。

(六)其他

普罗布考:此药通过掺入大脂蛋白颗粒中影响脂蛋白代谢,产生调脂作用。可使血浆 TC 降低 20%～25%,LDL-C 降低 5%～15%,而 HDL-C 也明显降低(可达 25%)。普罗布考还有抗氧化作用。常见副作用包括恶心、腹泻和消化不良等。

五、治疗过程的随访

高血脂患者，饮食与生活方式调整3～6个月应复查血脂水平，对不能调脂达标的患者，应开始药物治疗，药物治疗开始后4～8周复查血脂及ALT，AST和CK，如能达到目标值，逐步改为6～12个月复查一次，对不能达标者，应调整药物剂量或种类，再经4～8周复查。饮食控制和调脂药物治疗必须长期坚持，才能获得临床益处，对高危的心血管病患者，调脂治疗更应积极。

六、特殊人群的调脂治疗

（一）糖尿病

众所周知，胰岛素抵抗是糖尿病的重要标记，而胰岛素抵抗与异常血脂及脂蛋白代谢紧密联系。大量证据证实，血脂异常通常与胰岛素抵抗同时存在，甚至有些患者尚未出现高血糖或糖耐量异常时，血脂已有明显异常，与无胰岛素抵抗患者相比较，其血脂异常表现为低HDL-C伴高TG水平，且小面密LDL分子比例增加，而总胆固醇水平与无胰岛素抵抗者相似。除上述空腹血脂状态异常外，胰岛素抵抗和2型糖尿病患者都存在餐后血脂代谢异常，其餐后血脂异常的严重程度与其空腹TG水平密切相关。目前众多研究都提示这样一个趋势，LDL目标越低，心血管终点事件下降越明显，如TNT研究、IDEAL研究和PROVEIT-TIMI22研究等都证实了他汀类剂量加大，LDL水平越低，主要或次要心血管终点事件显著减少。TNT研究中，有代谢综合征患者强力降脂能得到与非代谢综合征者相似的临床益处，但在各治疗组内，有代谢综合征者心血管事件发生率大于无代谢综合征者。在以糖尿病为对象的CARDS(the collaborative atorvastatin diabetes study)研究中，不管基线胆固醇水平，阿托伐汀应用都有降低主要心血管事件的作用。

普通人群及糖尿病患者群中，无论是一级还是二级预防，LDL-C控制仍是调脂治疗的主要目标，但在高危患者中，HDL-C和TG越来越得到重视。NCEP ATPⅢ建议，代谢综合征患者的血脂异常定义为TG大于1.65mmol/L，HDL-C低于1.04mmol/L(男性)和1.3mmol/L(女性)，当TG中重度增高(2.2～5.5mmol/L)，非HDL-C必须作为次要治疗目标，应控制于LDL-C目标值＋0.78mmol/L，LDL-C目标根据不同危险程度有所不同。当TG<2.2mmol/L时，治疗应以提高低HDL-C为主。

（二）高龄

高龄患者血脂异常非常普遍，尤其是高龄女性患者，TC/HDL比值是老年人群中冠心病事件的重要预测因子之一，随着年龄增大，男性患者其比值有所下降，而女性患者上升，80岁以上，男女性比值相当。高龄患者血脂各组分在冠心病预防中的作用曾经有过争议，如美国的Framinghamheartstudy没有发现70岁以上人群TC和冠心病全因死亡显著相关，这导致部分学者不鼓励高龄患者采用调脂治疗进行一级预防，但Framingham研究中，TC在高龄女性患者中仍是冠心病的预测因子，且高龄人群冠心病归因危险度明显上升，与年轻人群相比，血脂干预对降低整体心血管疾病有重要作用，大量研究也证实了高龄人群血脂各组分异常是冠心病和心血管疾病的重要危险因素，尤其是TC/HDL比值。

生活方式调整在高龄人群中仍具保护作用。高龄人群一般活动量减少，且体脂含量增加，高血压者增多，因此正规的CRET方案(cardiac rehabilitation and exercise training program)能使高龄人群明显得益。观察性研究如LDS hospital/university of utah cohort study、CHS研究，以及一些随机对照研究都表明高龄患者采用他汀类药物进行一级或二级预防的可显著获益。CHS研究中1250女性、664例男性65岁以上无冠心病史者。平均随访7.3年，他汀类药物治疗能使心血管事件下降56%，全因死亡下降44%。随机对照研究证实，高龄患者采用他汀类药物治疗，有较年轻患者相似或更加有益的降低心血管事件作用。

尽管他汀类药物在高龄人群中应用安全性和耐受性较好，但以下因素可使高龄患者易于出现他汀类药物相关的不良事件，如女性、低体重、多系统疾病(尤其是慢性肾病和糖尿病)、围手术期、过量酒精摄入、脂肪肝、甲状腺功能减退以及多种药物同用。

除他汀类药物外，其他药物(如依折麦布、烟酸和贝特类)也能用于高龄患者，单用，或在极高危患者中联合用药，以期达到降脂目标。

(三)急性冠脉综合征(ACS)

急性冠脉综合征包括不稳定型心绞痛和急性心肌梗死，尽管目前药物和介入治疗获得很大进展，但这类患者仍有早期复发缺血事件的极高危险性，其6个月的死亡或复发非致死性心梗的危险性接近10%。很长一段时间，降脂药物被认为是降低心血管事件的一项长期治疗措施，直至近年来，研究发现ACS患者积极降脂治疗对近期预后也有很大改善。

ACS后，他汀类药物的早期抗炎症作用显得非常重要，临床资料显示，冠脉粥样硬化处炎症反应加重，它不局限于"犯罪"病变处，而且广泛扩散于各冠状动脉内。ACS后循环内的炎症标记物如CRP，LpPLA2等显著升高，且与不良预后相关。体外和体内研究都发现他汀类药物有快速抗炎症作用。动脉硬化与冠脉内皮功能损害相关，而高脂血症进一步损害内皮功能。他汀类药物可通过上调内皮细胞一氧化氮合成酶部分改善内皮功能，同时促进循环中内皮祖细胞修复被损害的内皮细胞，它的这些作用是独立于降LDL-C作用外的。他汀类药物还有抗血栓形成作用，高脂血症可促进血小板激活，改变细胞内pH值，减少一氧化氮合成，增加组织因子释放，他汀类药物短期治疗即能纠正上述异常。

ACS后早期应用他汀类药物的临床证据来源于观察性研究和一些随机对照研究。2万名瑞士AMI患者出院随访1年，在经42个协变量校正后，出院时被处方他汀类药物者较未被处方他汀类药物者死亡率降低(相对危险度0.75，P＝0.001)。还有大量证据证实，住院期间开始他汀类治疗能降低住院期间心血管事件，一项研究中，AMI住院24h内开始他汀类药物治疗者，住院期间死亡的危险性较未用他汀类药物者显著降低(相对危险度0.46)。三项大规模研究为ACS后早期应用他汀类药物提供强力的临床证据，MIRACL研究采用大剂量他汀类药物(阿托伐汀80mg/d)与安慰剂对照，随访4个月，主要终点事件(死亡、再发心梗、心脏骤停或再发不稳定心绞痛)发生率分别为14.6%和17.2%(P＝0.048)，分析提示，ACS早期采用大剂量他汀类药物治疗4个月，每38例患者中能预防1例死亡或再发心梗;PROVE-IT研究比较大剂量他汀类药物(阿托伐汀80mg/d)与中等剂量(普伐他汀40mg/d)，随访2年，终点事件(死亡，卒中，不稳定心绞痛和计划外的冠脉血运重建)发生率分别为22.4%和26.3%，P＝0.005，统计学显著差异在治疗6个月后即开始体现;A to Z研究分二阶段开展，先将中等强度他汀类药物(辛伐他汀40mg/d)与安慰剂对照4个月，接着将高剂量他汀类药物(辛伐他汀80mg/d)与低剂量他汀类药物(辛伐他汀20mg/d)，随访2年，在4个月安慰剂对照期间，中高剂量他汀类药物未显示有显著临床益处，但在后期2年治疗中，高剂量他汀类药物组事件发生率显著低于低剂量组。因此A to Z研究也支持AGS后大剂量他汀类药物治疗的有效性。这些大剂量他汀类药物治疗ACS的有效性并非完全源于LDL-C水平的降低，抗炎症作用在他汀类药物早期疗效中也非常重要。因上述研究结果的问世，美国国家胆固醇教育计划推荐对心血管事件发生极高危患者，可将LDL-C控制低于1.82mmol/L(70mg/d)。

第五章　消化内科疾病

第一节　慢性胃炎

慢性胃炎(chronic gastritis)是由各种病因引起的胃黏膜慢性炎症。根据新悉尼胃炎系统和我国 2006 年颁布的《中国慢性胃炎共识意见》标准，由内镜及病理组织学变化，将慢性胃炎分为非萎缩性(浅表性)胃炎及萎缩性胃炎两大基本类型和一些特殊类型胃炎。

一、流行病学

因为幽门螺旋杆菌(Hp)感染为慢性非萎缩性胃炎的主要病因。大致上来说，慢性非萎缩性胃炎发病率与 Hp 感染情况相平行，慢性非萎缩性胃炎流行情况因不同国家、不同地区 Hp 感染情况而异。一般 Hp 感染率发展中国家高于发达国家，感染率随年龄增加而升高。我国属 Hp 高感染率国家，估计人群中 Hp 感染率为 40%～70%。慢性萎缩性胃炎是原因不明的慢性胃炎，在我国是一种常见病、多发病，在慢性胃炎中占 10%～20%。

二、病因

(一)慢性非萎缩性胃炎的常见病因

1.Hp 感染

Hp 感染是慢性非萎缩性胃炎最主要的病因，二者的关系符合 Koch 提出的确定病原体为感染性疾病病因的 4 项基本要求(Koch's postulates)，即该病原体存在于该病的患者中，病原体的分布与体内病变分布一致，清除病原体后疾病可好转，在动物模型中该病原体可诱发与人相似的疾病。研究表明，80%～95%的慢性活动性胃炎患者胃黏膜中有 Hp 感染，5%～20%的 Hp 阴性率反映了慢性胃炎病因的多样性；Hp 相关胃炎者，Hp 胃内分布与炎症分布一致；根除 Hp 可使胃黏膜炎症消退，一般中性粒细胞消退较快，但淋巴细胞、浆细胞消退需要较长时间；志愿者和动物模型中已证实 Hp 感染可引起胃炎。

Hp 其感染引起的慢性非萎缩性胃炎中胃窦为主全胃炎患者胃酸分泌可增加，十二指肠溃疡发生的危险度较高；而以胃体为主全胃炎患者胃溃疡和胃癌发生的危险性增加。

2.胆汁和其他碱性肠液反流

幽门括约肌功能不全时含胆汁和胰液的十二指肠液反流入胃，可削弱胃黏膜屏障功能，使胃黏膜遭到消化液作用，产生炎症、糜烂、出血和上皮化生等病变。

3.其他外源因素

酗酒、服用 NSAID 等药物、某些刺激性食物等均可反复损伤胃黏膜。这类因素均可各自或与 Hp 感染协同作用而引起或加重胃黏膜慢性炎症。

(二)慢性萎缩性胃炎的主要病因

1973 年 Strickland 将慢性萎缩性胃炎分为 A、B 两型，A 型是胃体弥漫萎缩，导致胃酸分泌下降，影响维生素 B_{12} 及内因子的吸收，因此常并发恶性贫血，与自身免疫有关；B 型在胃窦部，少数人可发展成胃癌，与幽门螺杆菌、化学损伤(胆汁反流、非皮质激素消炎药、吸烟、酗酒等)有关，我国 80%以上的属于第二类。

胃内攻击因子与防御修复因子失衡是慢性萎缩性胃炎发生的根本原因。具体病因与慢性非萎缩性胃炎相似。包括 Hp 感染；长期饮浓茶、烈酒、咖啡、过热、过冷、过于粗糙的食物，可导致胃黏膜的反复损伤；长期大量服用非甾体类消炎药如阿司匹林、吲哚美辛等可抑制胃黏膜前列腺素的合成,破坏黏膜屏障;烟草中的尼古丁不仅影响胃黏膜的血液循环,还可导致幽门括约肌功能紊乱,造成胆汁反流;各种原因的胆汁反流均可破坏黏膜屏障造成胃黏膜慢性炎症改变。比较特殊的是壁细胞抗原和抗体结合形成免疫复合体在补体参与下,破坏壁细胞;胃黏膜营养因子(如胃泌素、表皮生长因子等)缺乏;心力衰竭、动脉硬化、肝硬化并发门脉高压、糖尿病、甲状腺病、慢性肾上腺皮质功能减退,尿毒症,干燥综合征、胃血流量不足以及精神因素等均可导致胃黏膜萎缩。

三、病理生理学和病理学

(一)病理生理学

1. Hp 感染

Hp 感染途径为粪-口或口-口途径,其外壁靠黏附素而紧贴胃上皮细胞。

Hp 感染的持续存在,致使腺体破坏,最终发展成为萎缩性胃炎。而感染 Hp 后胃炎的严重程度则除了与细菌本身有关外,还决定与患者机体情况和外界环境。如带有空泡毒素(VacA)和细胞毒相关基因(CagA)者,胃黏膜损伤明显较重。患者的免疫应答反应强弱、其胃酸的分泌情况、血型、民族和年龄差异等也影响胃黏膜炎症程度。此外患者饮食情况也有一定作用。

2. 自身免疫机制

研究早已证明,以胃体萎缩为主的 A 型萎缩性胃炎患者血清中,存在壁细胞抗体(parietal cell antibody, PCA)和内因子抗体(intrinsic factor antibody, IFA)。前者的抗原是壁细胞分泌小管微绒毛膜上的质子泵 H^+-K^+-ATP 酶,它破坏壁细胞而使胃酸分泌减少。而 IFA 则对抗内因子(壁细胞分泌的一种糖蛋白),使食物中的维生素 B_{12} 无法与后者结合被末端回肠吸收,最后引起维生素 B_{12} 吸收不良,甚至导致恶性贫血。IFA 具有特异性,几乎仅见于胃萎缩伴恶性贫血者。

造成胃酸和内因子分泌减少或丧失,恶性贫血是 A 型萎缩性胃炎的终末阶段,是自身免疫性胃炎最严重的标志。当泌酸腺完全萎缩时称为胃萎缩。

另外,近年发现 Hp 感染者中也存在着自身免疫反应,其血清抗体能与宿主胃黏膜上皮以及黏液起交叉反应,如菌体 Lewis X 和 Lewis Y 抗原。

3. 外源损伤因素破坏胃黏膜屏障

碱性十二指肠液反流等,可减弱胃黏膜屏障功能。致使胃腔内 H^+ 通过损害的屏障,反弥散入胃黏膜内,使炎症不易消散。长期慢性炎症,又加重屏障功能的减退,如此恶性循环使慢性胃炎久治不愈。

4. 生理因素和胃黏膜营养因子缺乏

萎缩性变化和肠化生等皆与衰老相关,而炎症细胞浸润程度与年龄关系不大。这主要是老龄者的退行性变——胃黏膜小血管扭曲,小动脉壁玻璃样变性,管腔狭窄导致黏膜营养不良、分泌功能下降。

新近研究证明,某些胃黏膜营养因子(胃泌素、表皮生长因子等)缺乏或胃黏膜感觉神经终器(endorgan)对这些因子不敏感可引起胃黏膜萎缩。如手术后残胃炎原因之一是 G 细胞数量减少,而引起胃泌素营养作用减弱。

5. 遗传因素

萎缩性胃炎、低酸或无酸、维生素 B_{12} 吸收不良的患病率和 PCA、IFA 的阳性率很高,提示可能有遗传因素的影响。

(二)病理学

慢性胃炎病理变化是由胃黏膜损伤和修复过程所引起。病理组织学的描述包括活动性慢性炎症、萎缩和化生及异型增生等。此外,在慢性炎症过程中,胃黏膜也有反应性增生变化,如胃小凹上皮过形成、黏膜肌增厚、淋巴滤泡形成、纤维组织和腺管增生等。

近几年对于慢性胃炎尤其是慢性萎缩性胃炎的病理组织学，有不少新的进展。以下结合2006年9月中华医学会消化病学分会的《全国第二次慢性胃炎共识会议》中制订的慢性胃炎诊治的共识意见，论述以下关键进展问题。

1. 萎缩的定义

1996年新悉尼系统把萎缩定义为"腺体的丧失"，这是模糊而易歧义的定义，反映了当时肠化是否属于萎缩，病理学家间有不同认识。其后国际上一个病理学家的自由组织——萎缩联谊会(Atrophy Club 2000)进行了3次研讨会，并在2002年发表了对萎缩的新分类，12位作者中有8位也曾是悉尼系统的执笔者，故此意见可认为是悉尼系统的补充和发展，有很高权威性。

萎缩联谊会把萎缩新定义为"萎缩是胃固有腺体的丧失"，将萎缩分为三种情况：无萎缩、未确定萎缩和萎缩，进而将萎缩分两个类型：非化生性萎缩和化生性萎缩。前者特点是腺体丧失伴有黏膜固有层中的纤维化或纤维肌增生；后者是胃黏膜腺体被化生的腺体所替换。这两类萎缩的程度分级仍用最初悉尼系统标准和新悉尼系统的模拟评分图，分为4级，即无、轻度、中度和重度萎缩。国际的萎缩新定义对我国来说不是新的，我国学者早年就认为"肠化或假幽门腺化生不是胃固有腺体，因此尽管胃腺体数量未减少，但也属萎缩"，并在全国第一届慢性胃炎共识会议做了说明。

对于上述第二个问题，答案显然是肯定的。这是因为多灶性萎缩性胃炎的胃黏膜萎缩呈灶状分布，即使活检块数少，只要病理活检发现有萎缩，就可诊断为萎缩性胃炎。在此次全国慢性胃炎共识意见中强调，需注意取材于糜烂或溃疡边缘的组织易存在萎缩，但不能简单地视为萎缩性胃炎。此外，活检组织太浅、组织包埋方向不当等因素均可影响萎缩的判断。

"未确定萎缩"是国际新提出的观点，认为黏膜层炎症很明显时，单核细胞密集浸润造成腺体被取代、移置或隐匿，以致难以判断这些"看来似乎丧失"的腺体是否真正丧失，此时暂先诊断为"未确定萎缩"，最后诊断延期到炎症明显消退(大部分在Hp根除治疗3～6个月后)，再取活检时做出。对萎缩的诊断采取了比较谨慎的态度。

目前，我国共识意见并未采用此概念。因为：①炎症明显时腺体被破坏、数量减少，在这个时点上，病理按照萎缩的定义可以诊断为萎缩，非病理不能。②一般临床希望活检后有病理结论，病理如不作诊断，会出现临床难出诊断、对治疗效果无法评价的情况。尤其在临床研究上，设立此诊断项会使治疗前或后失去相当一部分统计资料。慢性胃炎是个动态过程，炎症可以有两个结局：完全修复和不完全修复(纤维化和肠化)，炎症明显期病理无责任预言今后趋向哪个结局。可以预料对萎缩采用的诊断标准不一，治疗有效率也不一，采用"未确定萎缩"的研究课题，因为事先去除了一部分可逆的萎缩，萎缩的可逆性就低。

2. 肠化分型的临床意义与价值

用AB-PAS和HID-AB黏液染色能区分肠化亚型，然而，肠化分型的意义并未明了。传统观念认为，肠化亚型中的小肠型和完全型肠化无明显癌前病变意义，而大肠型肠化的胃癌发生危险性增高，从而引起临床的重视。支持肠化分型有意义的学者认为化生是细胞表型的一种非肿瘤性改变，通常在长期不利环境作用下出现。这种表型改变可以是干细胞内出现体细胞突变的结果，或是表观遗传修饰的变化导致后代细胞向不同方向分化的结果。胃内肠化生部位发现很多遗传改变，这些改变甚至可出现在异型增生前。他们认为肠化生中不完全型结肠型者，具有大多数遗传学改变，有发生胃癌的危险性。但近年越来越多的临床资料显示其预测胃癌价值有限而更强调重视肠化范围，肠化分布范围越广，其发生胃癌的危险性越高。10多年来罕有从大肠型肠化随访发展成癌的报道。另一方面，从病理检测的实际情况看，肠化以混合型多见，大肠型肠化的检出率与活检块数有密切关系，即活检块数越多，大肠型肠化检出率越高。客观地讲，该型肠化生的遗传学改变和胃不典型增生(上皮内瘤)的改变相似。因此，对肠化分型的临床意义和价值的争论仍未有定论。

3. 关于异型增生

异型增生(上皮内瘤变)是重要的胃癌癌前病变。分为轻度和重度(或低级别和高级别)两级。异型增生(dysplasia)和上皮内瘤变(intraepithelial neoplasia)是同义词,后者是WHO国际癌症研究协会推荐使用的术语。

4. 萎缩和肠化发生过程是否存在不可逆转点

胃黏膜萎缩的产生主要有两种途径:一是干细胞区室(stem cell compartment)和(或)腺体被破坏;二是选择性破坏特定的上皮细胞而保留干细胞。这两种途径在慢性Hp感染中均可发生。

萎缩与肠化的逆转报道已经不在少数,但是否所有病患均有逆转可能?是否在萎缩的发生与发展过程中存在某一不可逆转点(the point of no return)?这一转折点是否可能为肠化生?已明确Hp感染可诱发慢性胃炎,经历慢性炎症→萎缩→肠化→异型增生等多个步骤最终发展至胃癌(Correa模式)。可否通过根除Hp来降低胃癌发生危险性始终是近年来关注的热点。多数研究表明,根除Hp可防止胃黏膜萎缩和肠化的进一步发展,但萎缩、肠化是否能得到逆转尚待更多研究证实。

Mera和Correa等最新报道了一项长达12年的大型前瞻性随机对照研究,纳入795例具有胃癌前病变的成人患者,随机给予他们抗Hp治疗和(或)抗氧化治疗。他们观察到萎缩黏膜在Hp根除后持续保持阴性12年后可以完全消退,而肠化黏膜也有逐渐消退的趋向,但可能需要随访更为长时间。他们认为通过抗Hp治疗来进行胃癌的化学预防是可行的策略。

但是,部分学者认为在考虑萎缩的可逆性时,需区分缺失腺体的恢复和腺体内特定细胞的再生。在后一种情况下,干细胞区室被保留,去除有害因素可使壁细胞和主细胞再生,并完全恢复腺体功能。当腺体及干细胞被完全破坏后,腺体的恢复只能由周围未被破坏的腺窝单元(pit gland units)来完成。

当萎缩伴有肠化生时,逆转机会进一步减小。如果肠化生是对不利因素的适应性反应,而且不利因素可以被确定和去除,此时肠化生有可能逆转。但是,肠化生还有很多其他原因,如胆汁反流、高盐饮食、乙醇。这意味着即使在Hp感染个体,感染以外的其他因素亦可以引发或加速化生的发生。如果肠化生是稳定的干细胞内体细胞突变的结果,则改变黏膜的环境也许不能使肠化生逆转。

1992~2002年文献34篇,根治Hp后萎缩可逆和无好转的基本各占一半,主要由于萎缩诊断标准、随访时间和间隔长短、活检取材部位和数量不统一所造成。建议今后制定统一随访方案,联合各医疗单位合作研究,使能得到大宗病例的统计资料。根治Hp可以产生某些有益效应,如消除炎症,消除活性氧所致的DNA损伤,缩短细胞更新周期,提高低胃酸者的泌酸量,并逐步恢复胃液维生素C的分泌。在预防胃癌方面,这些已被证实的结果可能比希望萎缩和肠化生逆转重要得多。

实际上,国际著名学者对有否此不可逆转点也有争论。如美国的Cjorrea教授并不认同它的存在,而英国Aberdeen大学的Emad Munir Elomar教授则强烈认为在异型增生发展至胃癌的过程中有某个节点,越过此则基本处于不可逆转阶段,但至今为止尚未明确此点的确切位置。

四、临床表现

流行病学研究表明,多数慢性非萎缩性胃炎患者无任何症状。少数患者可有上腹痛或不适、上腹胀、早饱、嗳气、恶心等非特异性消化不良症状。某些慢性萎缩性胃炎患者可有上腹部灼痛、胀痛、钝痛或胀闷且以餐后为著,食欲缺乏、恶心、嗳气、便秘或腹泻等症状。内镜检查和胃黏膜组织学检查结果与慢性胃炎患者症状的相关分析表明,患者的症状缺乏特异性,且症状之有无及严重程度与内镜所见及组织学分级并无肯定的相关性。

伴有胃黏膜糜烂者，可有少量或大量上消化道出血，长期少量出血可引起缺铁性贫血。胃体萎缩性胃炎可出现恶性贫血，常有全身衰弱、疲软、神情淡漠、隐性黄疸，消化道症状一般较少。

体征多不明显，有时上腹轻压痛，胃体胃炎严重时可有舌炎和贫血。

慢性萎缩性胃炎的临床表现不仅缺乏特异性，而且与病变程度并不完全一致。

五、辅助检查

(一)胃镜及活组织检查

1.胃镜检查

随着内镜器械的长足发展，内镜观察更加清晰。内镜下慢性非萎缩性胃炎可见红斑(点状、片状、条状)，黏膜粗糙不平，出血点(斑)，黏膜水肿及渗出等基本表现，尚可见糜烂及胆汁反流。萎缩性胃炎则主要表现为黏膜色泽白，不同程度的皱襞变平或消失。在不过度充气状态下，可透见血管纹，轻度萎缩时见到模糊的血管，重度时看到明显血管分支。内镜下肠化黏膜呈灰白色颗粒状小隆起，重者贴近观察有绒毛状变化。肠化也可以呈平坦或凹陷外观的。如果喷撒亚甲蓝色素，肠化区可能出现被染上蓝色，非肠化黏膜不着色。

胃黏膜血管脆性增加可致黏膜下出血，谓之壁内出血，表现为水肿或充血胃黏膜上见点状、斑状或线状出血，可多发、新鲜和陈旧性出血相混杂。如观察到黑色附着物常提示糜烂等致出血。值得注意的是，少数Hp感染性胃炎可有胃体部皱襞肥厚，甚至宽度达到5mm以上，且在适当充气后皱襞不能展平，用活检钳将黏膜提起时，可见帐篷征(tent sign)，这是和恶性浸润性病变鉴别点之一。

2.病理组织学检查

萎缩的确诊依赖于病理组织学检查。萎缩的肉眼与病理之符合率仅为38%～78%，这与萎缩或肠化甚至Hp的分布都是非均匀的，或者说多灶性萎缩性胃炎的胃黏膜萎缩呈灶状分布有关。当然，只要病理活检发现有萎缩，就可诊断为萎缩性胃炎。但如果未能发现萎缩，却不能轻易排除之。如果不取足够多的标本或者内镜医生并未在病变最重部位(这也需要内镜医生的经验)活检，则势必可能遗漏病灶。反之，当在糜烂或溃疡边缘的组织活检时，即使病理发现了萎缩，却不能简单地视为萎缩性胃炎，这是因为活检组织太浅、组织包埋方向不当等因素均可影响萎缩的判断。还有，根除Hp可使胃黏膜活动性炎症消退，慢性炎症程度减轻。一些因素可影响结果的判断，如：①活检部位的差异；②Hp感染时胃黏膜大量炎症细胞浸润，形如萎缩；但根除Hp后胃黏膜炎症细胞消退，黏膜萎缩、肠化可望恢复。然而在胃镜活检取材多少问题上，病理学家的要求与内镜医生出现了矛盾。从病理组织学观点来看，5块或更多则有利于组织学的准确判断；然而，就内镜医生而言，考虑的医疗费用，主张2～3块即可。

(二)Hp检测

活组织病理学检查时可同时检测Hp，并可在内镜检查时多取1块组织做快速尿素酶检查以增加诊断的可靠性。其他检查Hp的方法包括：①胃黏膜直接涂片或组织切片，然后以Gram或Giemsa或Warthin-Starry染色(经典方法)，甚至HE染色；免疫组化染色则有助于检测球形Hp。②细菌培养：为金标准；需特殊培养基和微需氧环境，培养时间3～7d，阳性率可能不高但特异性高，且可做药物敏感试验。③血清Hp抗体测定：多在流行病学调查时用。④尿素呼吸试验：是一种非侵入性诊断法，口服^{13}C或^{14}C标记的尿素后，检测患者呼气中的$^{13}CO_2$或$^{14}CO_2$量，结果准确。⑤多聚酶联反应法(PCR法)：能特异地检出不同来源标本中的Hp。

根除Hp治疗后，可在胃镜复查时重复上述检查，亦可采用非侵入性检查手段，如^{13}C或^{14}C尿素呼气试验、粪便Hp抗原检测及血清学检查。应注意，近期使用抗生素、质子泵抑制药、铋剂等药物，因有暂时抑制 Hp 作用，会使上述检查(血清学检查除外)呈假阴性。

(三)X 线钡剂检查

主要是很好地显示胃黏膜相的气钡双重造影。对于萎缩性胃炎，常常可见胃皱襞相对平坦和减少。但依靠 X 线诊断慢性胃炎价值不如胃镜和病理组织学。

(四)实验室检查

1.胃酸分泌功能测定

非萎缩性胃炎胃酸分泌常正常，有时可以增高。萎缩性胃炎病变局限于胃窦时，胃酸可正常或低酸，低酸是由于泌酸细胞数量减少和 H^+ 向胃壁反弥散所致。测定基础胃液分泌量(BAO)及注射组胺或五肽胃泌素后测定最大泌酸量(MAO)和高峰泌酸量(PAO)以判断胃泌酸功能，有助于萎缩性胃炎的诊断及指导临床治疗。A 型慢性萎缩性胃炎患者多无酸或低酸，B 型慢性萎缩性胃炎患者可正常或低酸，往往在给予酸分泌刺激药后,亦不见胃液和胃酸分泌。

2.胃蛋白酶原(pepsinogen, PC)测定

胃体黏膜萎缩时血清 PG I 水平及 PG I/II 比例下降，严重时可伴餐后血清 G-17 水平升高；胃窦黏膜萎缩时餐后血清 G-17 水平下降，严重时可伴 PG I 水平及 PG I/II 比例下降。然而，这主要是一种统计学上的差异。

日本学者发现无症状胃癌患者，本法 85% 阳性，PC I 或比值降低者，推荐进一步胃镜检查，以检出伴有萎缩性胃炎的胃癌。该试剂盒用于诊断萎缩性胃炎和判断胃癌倾向在欧洲国家应用要多于我国。

3.血清胃泌素测定

如果以放射免疫法检测血清胃泌素，则正常值应<100pg/mL。慢性萎缩性胃炎胃体为主者，因壁细胞分泌胃酸缺乏、反馈性地 G 细胞分泌胃泌素增多，致胃泌素中度升高。特别是当伴有恶性贫血时，该值可达 1000pg/mL 或更高。注意此时要与胃泌素瘤相鉴别，后者是高胃酸分泌。慢性萎缩性胃炎以胃窦为主时，空腹血清胃泌素正常或降低。

4.自身抗体

血清 PCA 和 IFA 阳性对诊断慢性胃体萎缩性胃炎有帮助，尽管血清 IFA 阳性率较低，但胃液中 IFA 的阳性，则十分有助于恶性贫血的诊断。

5.血清维生素 B_{12} 浓度和维生素 B_{12} 吸收试验

慢性胃体萎缩性胃炎时，维生素 B_{12} 缺乏，常低于200ng/L。维生素 B_{12} 吸收试验(Schilling试验)能检测维生素 B_{12} 在末端回肠吸收情况且可与回盲部疾病和严重肾功能障碍相鉴别。同时服用 ^{58}CO 和 ^{57}CO(加有内因子)标记的氰钴素胶囊。此后收集 24h 尿液。如两者排出率均大于 10%则正常，若尿中 ^{58}CO 排出率低于 10%，而 ^{57}CO 的排出率则正常常提示恶性贫血；而二者均降低的常常是回盲部疾病或者肾功能衰竭者。

六、诊断和鉴别诊断

(一)诊断

鉴于多数慢性胃炎患者无任何症状，或即使有症状也缺乏特异性，且缺乏特异性体征，因此根据症状和体征难以做出慢性胃炎的正确诊断。慢性胃炎的确诊主要依赖于内镜检查和胃黏膜活检组织学检查，尤其是后者的诊断价值更大。

按照悉尼胃炎标准要求，完整的诊断应包括病因、部位和形态学 3 方面。例如诊断为"胃窦为主慢性活动性 Hp 炎""NSAID 相关性胃炎"。当胃窦和胃体炎症程度相差 2 级或以上时，加上"为主"修饰词，如"慢性(活动性)胃炎，胃窦显著"。当然这些诊断结论最好是在病理报告后给出，实际的临床工作中，胃镜医生可根据胃镜下表现给予初步诊断。病理诊断则主要根据新悉尼胃炎系统。

对于自身免疫性胃炎诊断，要予以足够的重视。因为胃体活检者甚少，或者很少开展

PCA 和 IFA 的检测，诊断该病者很少。为此，如果遇到以全身衰弱和贫血为主要表现，而上消化道症状往往不明显者，应做血清胃泌素测定和(或)胃液分析，异常者进一步做维生素 B_{12} 吸收试验，血清维生素 B_{12} 浓度测定可获确诊。注意不能仅仅凭活检组织学诊断本病，特别标本数少时，这是因为 Hp 感染性胃炎后期，胃窦肠化，Hp 上移，胃体炎症变得显著，可与自身免疫性胃炎表现相重叠，但后者胃窦黏膜的变化很轻微。另外淋巴细胞性胃炎也可出现类似情况，而其并无泌酸腺萎缩。

A 型、B 型萎缩性胃炎特点如(表 5-1)。

表 5-1　A 型和 B 型慢性萎缩性胃炎的鉴别

项目		A 型慢性萎缩性胃炎	B 型慢性萎缩性胃炎
部位	胃窦	正常	萎缩
	胃体	弥漫性萎缩	多灶性
血清胃泌素		明显升高	不定，可以降低成不变
胃酸分泌		降低	降低成正常
自身免疫抗体(内因子抗体和壁细胞抗体)阳性率		90%	10%
恶性贫血发生率		90%	10%
可能的病因		自身免费，遗传因素	幽门螺杆菌、化学损伤

(二)鉴别诊断

1.功能性消化不良

2006 年《我国慢性胃炎共识意见》将消化不良症状与慢性胃炎作了对比，一方面慢性胃炎患者可有消化不良的各种症状，另一方面，一部分有消化不良症状者如果胃镜和病理检查无明显阳性发现，可能仅仅为功能性消化不良。当然，少数功能性消化不良患者可同时伴有慢性胃炎。这样在慢性胃炎-消化不良症状-功能性消化不良之间形成较为错综复杂的关系。但一般说来，消化不良症状的有无和严重程度与慢性胃炎的内镜所见或组织学分级并无明显相关性。

2.早期胃癌和胃溃疡

几种疾病的症状有重叠或类似，但胃镜及病理检查可鉴别。重要的是，如遇到黏膜糜烂，尤其是隆起性糜烂，要多取活检和及时复查，以排除早期胃癌。这是因为即使是病理组织学诊断，恐也有一定局限性。原因为主要是：①胃黏膜组织学变化易受胃镜检查前夜的食物(如某些刺激性食物加重黏膜充血)性质、被检查者近日是否吸烟、胃镜操作者手法的熟练程度、患者恶心反应等诸种因素影响。②活检是点的调查，而慢性胃炎病变程度在整个黏膜面上并非一致，要多点活检才能作出全面估计，判断治疗效果时，尽量在黏膜病变较重的区域或部位活检。如系治疗前后比较，则应在相同或相近部位活检。③病理诊断易受病理医师主观经验的影响。

3.慢性胆囊炎与胆石症

其与慢性胃炎症状十分相似，同时并存者亦较多。对于中年女性诊断慢性胃炎时，要仔细询问病史，必要时行胆囊 B 超检查，以了解胆囊情况。

4.其他

慢性肝炎和慢性胰腺疾病等，也可出现与慢性胃炎类似症状，在详询病史后，行必要的影像学检查和特异的实验室检查。

七、预后

慢性萎缩性胃炎常并发肠上皮化生。慢性萎缩性胃炎绝大多数预后良好，少数可癌变，其癌变率为 1%～3%。目前认为慢性萎缩性胃炎若早期发现，及时积极治疗，病变部位萎缩的腺体是可以恢复的,其可转化为非萎缩性胃炎或被治愈,改变了以往人们对慢性萎缩性胃炎不可逆转的认识。

根据萎缩性胃炎每年的癌变率为 0.5%~1%,那么,胃镜和病理检查的随访间期定位多长才既提高早期胃癌的诊断率,又方便患者和符合医药经济学要求?这也一直是不同地区和不同学者分歧较大的问题。在找国,城市和乡村出不同胃癌发生率和医疗条件差异。如果纯粹从疾病进展和预防角度考虑,一般认为,不伴有肠化和异型增生的萎缩性胃炎可 1~2 年做内镜和病理随访 1 次;活检有中~重度萎缩伴有肠化的萎缩性胃炎 1 年左右随访 1 次。伴有轻度异型增生并剔除取于癌旁者,根据内镜和临床情况缩短至 6~12 个月随访 1 次;而重度异型增生者需立即复查胃镜和病理,必要时手术治疗或内镜下局部治疗。

八、治疗

慢性非萎缩性胃炎的治疗目的是缓解消化不良症状和改善胃黏膜炎症。治疗应尽可能针对病因,遵循个体化原则。消化不良症状的处理与功能性消化不良相同。无症状、Hp 阴性的非萎缩性胃炎无须特殊治疗。

(一)一般治疗

慢性萎缩性胃炎患者,不论其病因如何,均应戒烟、忌酒,避免使用损害胃黏膜的药物如 NSAID 等,以及避免对胃黏膜有刺激性的食物和饮品,如过于酸、甜、咸、辛辣和过热、过冷食物,浓茶、咖啡等,饮食宜规律,少吃油炸、烟熏、腌制食物,不食腐烂变质的食物,多吃新鲜蔬菜和水果,所食食品要新鲜并富于营养,保证有足够的蛋白质、维生素(如维生素 C 和叶酸等)及铁质摄入,精神上乐观,生活要规律。

(二)针对病因或发病机制的治疗

1. 根除 Hp

慢性非萎缩性胃炎的主要症状为消化不良,其症状应归属于功能性消化不良范畴。目前国内、外均推荐对 Hp 阳性的功能性消化不良行根除治疗。因此,有消化不良症状的 Hp 阳性慢性非萎缩性胃炎患者均应根除 Hp。另外,如果伴有胃黏膜糜烂,也该根除 Hp。大量研究结果表明,根除 Hp 可使胃黏膜组织学得到改善;对预防消化性溃疡和胃癌等有重要意义;对改善或消除消化不良症状具有费用-疗效比优势。

2. 保护胃黏膜

关于胃黏膜屏障功能的研究由来已久。1964 年美国密歇根大学 Horace Willard Davenport 博士首次提出"胃黏膜具有阻止 H^+ 自胃腔向黏膜内扩散的屏障作用"。1975 年,美国密歇根州 Upjohn 公司的 A. Robert 博士发现前列腺素可明显防止或减轻 NSAID 和应激等对胃黏膜的损伤,其效果呈剂量依赖性。从而提出细胞保护(Cytoprotection)的概念。1996 年加拿大的 Wallace 教授较全面阐述胃黏膜屏障,根据解剖和功能将胃黏膜的防御修复分为五个层次——黏液-HCO_3^- 屏障、单层柱状上皮屏障、胃黏膜血流量、免疫细胞-炎症反应和修复重建因子作用等。至关重要的上皮屏障主要包括胃上皮细胞顶膜能抵御高浓度酸、胃上皮细胞之间紧密连接、胃上皮抗原递呈,免疫探及并限制潜在有害物质,并且它们大约每 72h 完全更新一次。这说明它起着关键作用。

近年来,有关前列腺素和胃黏膜血流量等成为胃黏膜保护领域的研究热点。这与 NSAID 药物的广泛应用带来的不良反应日益引起学者的重视有关。美国加州大学戴维斯分校的 Tarmawski 教授的研究显示,前列腺素保护胃黏膜抵抗致溃疡及致坏死因素损害的机制不仅是抑制胃酸分泌。当然表皮生长因子(EGF)、成纤维生长因子(bFGF)和血管内皮生长因子(VEGF)及热休克蛋白等都是重要的黏膜保护因子,在抵御黏膜损害中起重要作用。

然而,当机体遇到有害因素强烈攻击时,仅依靠自身的防御修复能力是不够的,强化黏膜防卫能力,促进黏膜的修复是治疗胃黏膜损伤的重要环节之一。具有保护和增强胃黏膜防御功能或者防止胃黏膜屏障受到损害的一类药物统称为胃黏膜保护药。包括铝碳酸镁、硫糖铝、胶体铋剂、地诺前列酮(喜克溃)、替普瑞酮(又名施维舒)、吉法酯(又名惠加强-G)、谷氨酰胺类(麦滋林-S)、瑞巴派特(膜固思达)等药物。另外，合欢香叶酯能增加胃黏膜更新，提高细胞再生能力，增强胃黏膜对胃酸的抵抗能力，达到保护胃黏膜作用。

3.抑制胆汁反流

促动力药如多潘立酮可防止或减少胆汁反流；胃黏膜保护药，特别是有结合胆酸作用的铝碳酸镁制剂，可增强胃黏膜屏障、结合胆酸，从而减轻或消除胆汁反流所致的胃黏膜损害。考来烯胺可络合反流至胃内的胆盐，防止胆汁酸破坏胃黏膜屏障，方法为每次 3～4g，1 日 3～4 次。

(三)对症处理

消化不良症状的治疗由于临床症状与慢性非萎缩性胃炎之间并不存在明确关系，因此症状治疗事实上属于功能性消化不良的经验性治疗。慢性胃炎伴胆汁反流者可应用促动力药(如多潘立酮)和(或)有结合胆酸作用的胃黏膜保护药(如铝碳酸镁制剂)。

(1)有胃黏膜糜烂和(或)以反酸、上腹痛等症状为主者，可根据病情或症状严重程度选用抗酸药、H_2受体拮抗药或质子泵抑制药(PPI)。

(2)促动力药：如多潘立酮、马来酸曲美布汀、莫沙必利、盐酸伊托必利主要用于上腹饱胀、恶心或呕吐等为主要症状者。

(3)胃黏膜保护药：如硫糖铝、瑞巴派特、替普瑞酮、吉法酯、依卡倍特适用于有胆汁反流、胃黏膜损害和(或)症状明显者。

(4)抗抑郁药或抗焦虑治疗：可用于有明显精神因素的慢性胃炎伴消化不良症状患者，同时应予耐心解释或心理治疗。

(5)助消化治疗：对于伴有腹胀、食欲缺乏等消化不良症而无明显上述胃灼热、反酸、上腹饥饿痛症状者，可选用含有胃酶、胰酶和肠酶等复合酶制剂治疗。

(6)其他对症治疗：包括解痉止痛、止吐、改善贫血等。

(7)对于贫血，若为缺铁，应补充铁剂。大细胞贫血者根据维生素 B_{12} 或叶酸缺乏分别给予补充。

(四)中药治疗

可拓宽慢性胃炎的治疗途径。常用的中成药有温胃舒胶囊、阴虚胃痛冲剂、养胃舒胶囊、虚寒胃痛冲剂、三九胃泰、猴菇菌片、胃乃安胶囊、胃康灵胶囊、养胃冲剂、复方胃乐舒口服液。上述药物除具对症治疗作用外，对胃黏膜上皮修复及炎症也可能具有一定作用。

(五)治疗慢性萎缩性胃炎而预防其癌变

诚然，迄今为止尚缺乏公认的、十分有效的逆转萎缩、肠化和异型增生的药物，但是一些饮食方法或药物已经显示具有诱人的前景。

1.根除 Hp 是否可逆转胃黏膜萎缩和肠化

根除 Hp 治疗后萎缩可逆性的临床报告结果很不一致，1992～2002 年文献 34 篇，萎缩可逆和无好转的基本各占一半，主要由于萎缩诊断标准、随访时间和间隔长短、活检取材部位和数量不统一所造成。但是，根除 Hp 后炎症的消除、萎缩甚至肠化的好转却是不争的事实。

2.COX-2 抑制药的化学预防

环氧化酶(cyclooxygenase，COX)是前列腺素(PGs)合成过程中的限速酶，它将花生四烯酸代谢成各种前列腺素产物，后者参与维持机体的各种生理和病理功能。CoX 是膜结合蛋白，存在于核膜和微粒体膜。胃上皮壁细胞、肠黏膜细胞、单核-巨噬细胞、平滑肌细胞、血管内皮细胞、滑膜细胞和成纤维细胞可表达 COX-2。COX-2 与炎症及肿瘤的发生、发展有密切关系，并且可作为预防、治疗炎症和肿瘤的靶分子，因而具有重要的临床意义。

3. 生物活性食物成分

除了满足人体必需的营养成分外，同时具有预防疾病、增强体质或延缓衰老等生理功能的食物与膳食成分称之为生物活性食物成分。近年来的研究显示饮食中的一些天然食物成分有一定的预防胃癌作用。

(1) 叶酸：一种 B 族维生素。主要存在于蔬菜和水果，人体自身不能合成叶酸，必须从膳食获取，若蔬菜和水果摄入不足，极易造成叶酸缺乏，而叶酸缺乏将导致 DNA 甲基化紊乱和 DNA 修复机制减弱，并与人类肿瘤的发生有关。具有较高叶酸水平者发生贲门癌和非贲门胃癌的概率是低叶酸含量人群的 27% 和 33%。Mayne 等在美国进行的一项关于饮食营养素摄入与食管癌及胃癌发病风险的研究中发现，叶酸摄入量最低的人群患食管腺癌、食管鳞癌、贲门癌及胃癌的相对危险度比叶酸摄入量最高的人群分别高出 2.08 倍、1.72 倍、1.37 倍和 1.49 倍。萎缩性胃炎和胃癌发生中不仅有叶酸水平的降低，更有总基因组 DNA 和癌基因低甲基化的发生。有学者实施的动物实验表明叶酸可预防犬胃癌的发生率。也曾进行了叶酸预防慢性萎缩性胃炎癌变的随机对照的临床研究，显示叶酸具有预防胃癌等消化道肿瘤的作用。也有研究者提出在肿瘤发展的不同阶段，叶酸可能具有双重调节作用：在正常上皮组织，叶酸缺乏可使其向肿瘤发展；适当补充叶酸则抑制其转变为肿瘤；而对进展期的肿瘤，补充叶酸则有可能促进其发展。因此补充叶酸需严格控制其干预剂量及时间，以便提供安全有效的肿瘤预防而不是盲目补充叶酸。

(2) 维生素 C：传统的亚硝胺致癌假说和其他的研究结果提示，维生素 C 具有预防胃癌的作用，机制之一可能与纠正由 Hp 引起的高胺环境有关。维生素 C 是一种较好的抗氧化剂，能清除体内的自由基，提高机体的免疫力，对抗多种致癌物质，此外维生素 C 也具有抗炎和恢复细胞间交通的作用。有人曾给胃癌高发区居民补充足够的维生素 C，一定时间后发现这些居民体内及尿中致癌物亚硝胺类含量明显降低。胃病患者进行血清学检测和胃液分析，发现萎缩性胃炎和胃癌患者的胃液内维生素 C 水平都普遍低于其他胃病患者，并伴有 pH 和亚硝酸盐水平异常升高。当然，该方面也有一些矛盾之处：对 51 例多病灶萎缩性胃炎患者进行抗 Hp 及大剂量维生素 C(1g/d) 治疗 3 个月后，发现鸟氨酸脱羧酶(ODC)和 COX-2 的表达明显减弱，并抑制了致炎细胞因子(IL-Ibeta, IL-8, TNF-alpha)的释放，同时增加了表皮生长因子和转化生长因子的产物，明显改善了胃黏膜内外分泌活性。该研究显示维生素 C 不具备抗 Hp 的作用。但胃液维生素 C 预防胃癌的疗效在 Hp 感染时显著降低。如果 Hp 感染患者的维生素 C 浓度降低，则对胃癌细胞的抑制作用消失。值得注意的是，维生素 C 对胃癌的保护作用主要发生在肿瘤形成的起始阶段，这种保护作用在吸烟或酗酒者中无效。

(3) 维生素 E：预防胃癌的作用目前仍有争议，且多认为无效。

(4) 维生素 A 类衍生物：对胃癌可能有一定预防作用。不同的维生素 A 衍生物对胃癌的影响不同，其最佳剂量与肿瘤抑制的相关性还需进一步实验证明。

(5) 茶多酚：富含茶多酚(如表没食子儿茶素没食子酸酯，又简称 EGCG)的绿茶有降低萎缩性胃炎发展为胃癌的危险性。饮茶可以减缓胃黏膜炎症的发生，从而降低慢性胃炎的发病。目前认为茶叶对胃癌的保护作用主要发生在那些大量饮茶者中。在一项国内的报道中，每年饮茶 3kg 以上者的胃癌发病率呈显著下降趋势。绿茶和红茶中的儿茶素可以诱导胃癌细胞凋亡，而对正常细胞影响较小。其中高分子量成分可以引起 G2/M 期阻滞，并伴随 p21Wafl 的上调。

(6) 大蒜素：可减少 Hp 引起的萎缩性胃炎的胃癌发病率，可能与其影响代谢酶的活性及抑制肿瘤细胞增殖和诱导凋亡有关。研究显示大蒜素具有极强和广泛的杀菌能力，从而阻止 Hp 引起的胃炎，最终降低胃癌的发生。流行病学研究显示种大蒜以及素有吃大蒜习惯的地区和人群，胃癌的发病率较低，并且长期吃生大蒜者胃内亚硝酸盐的含量远低于其他人群。最近研究还发现大蒜的主要成分大蒜素可以抑制胃癌细胞 BGC823 的增殖，诱导其发生分化和凋亡。大蒜素可以在胃癌细胞中激发一系列与细胞凋亡通路相关蛋白质的表达响应，进一步抑制胃癌细胞。

（7）微量元素硒：对胃癌的预防有一定的作用，但过量应用（如3200μg/d，1年）却有一定的肝、肾毒性。其合适的剂量与疗程，尚待研究。

一般认为，无机硒（亚硒酸钠）毒性大，其吸收前必须先与肠道中的有机配体结合才能被机体收利用，而肠道中存在着多种元素与硒竞争有限配体，从而大大影响无机硒的吸收。有机硒是以主动运输机制通过肠壁被机体吸收利用，其吸收率高于无机硒：被人体吸收后可迅速地被人体利用，且安全较高。近年，有学者认为纳米硒的生物活性比有机硒、无机硒高且具有更高的安全性。以上问题值得重视和须深入研究。

（六）手术问题

中年以上的慢性萎缩性胃炎患者，如在治疗或随访过程中出现溃疡、息肉、出血，或即使未见明显病灶，但胃镜活检病理中出现中、重度异型增生者，结合患者临床情况可以考虑做部分胃切除，从这类患者的胃切除标本中可能检出早期胃癌。但要严格掌握指征，尤其是年轻患者。胃窦部重度萎缩性胃炎和肠化并不是手术的绝对指征，因为手术后残胃也很容易发生慢性萎缩性胃炎、肠化和癌变。

第二节　应激性溃疡

应激性溃疡（stress uleer，SU）又称急性出血及糜烂性胃炎，近年来统称为急性胃黏膜病变（acute gastric mucosa lesion，AGML），是指在应激状态下，胃和十二指肠以及偶尔在食管下端发生的黏膜糜烂和溃疡，从而引起以上消化道出血为主要临床特征的疾病，是上消化道出血量最常见的原因是之一，约占上消化道出血的20%。临床主要表现是难以控制的出血，多数人发生在发病的第2～15天，其预后取决于原发疾病的严重程度。SU发病率因病因和统计方法不同，文献报道差异很大。临床研究报道，SU发生率在重型颅脑损伤后为40%～80%，脑出血后为14%～76%，脊髓损伤后为2%～20%，尸检发现中枢神经系统疾病患者SU发生率为12%；是非神经系统疾病患者的2倍。

一、病因与发病机制

（一）病因

1.严重全身性感染

如见于链球菌、葡萄球菌、革兰阴性杆菌和厌氧菌等所致败血症或脓毒血症。尤其是伴感染性休克或器官衰竭时，由于组织缺血缺氧更易发生溃疡。

2.严重烧伤

引起的急性应激性溃疡又称Curling溃疡。

3.中枢神经系统疾病

见于脑肿瘤、颅内神经外科手术、颅内出血、中枢神经系统感染及颅脑外伤等。由此引起的溃疡又称Cushing溃疡。

4.药物

非甾体抗炎药、某些抗生素、乙醇、激素、组织胺、胰岛素、抗凝剂、氯化钾等。这些药物有的可刺激前列腺素，抑制黏液分泌，为本病的发病诱因。

5.食物或饮料

如辣椒、大蒜、饮酒等。

6.精神与心理疾病

如见于严重精神病、过度抑郁、焦虑、严重心理障碍等，通过精神和心理应激引起消化道黏膜糜烂和溃疡发生。

(二)发病机制

关于 AGML 的发病机制尚不完全明了。胃黏膜防御功能削弱与胃黏膜损伤因子作用相对增强，是 SU 发病的主要机制。应激可引起各种疾病和紊乱，研究证明，应激性溃疡和抑郁之间在发病和治疗的上均有相关性。用慢性抑郁应激(chronic stress depression，CSD)、慢性心理应激溃疡(chronic psychological stress ulcer，CPSU)和浸水束缚应激模型(immersion restrain stress models)在鼠进行实验。暴露 CSD 后动物的溃疡指数比对照组显著增高，暴露 CPSU 后观察抑郁样行为，对暴露 CPSU 的鼠用盐酸氟西汀(fluoxetine hydrochloride)，抗抑郁药降低溃疡指数，在 CSD 组用 ranitidine 可抑制抑郁样行为，CPSU 应激后应用米非司酮(mife-pristone)结果比 CPSL 组溃疡指数有显著降低。但对 CSD 使用米非司酮与单纯对照组之间抑郁样行为无显著的不同。研究也发现，鼠暴露于 CPSU 或 CSD 慢性应激显示比对照组皮质酮的水平低。结论认为，在触发抑郁和应激溃疡性的发生中，下丘脑-垂体-肾上腺轴功能障碍可能起到关键作用。目前对 AMGL 的发病机制有以下几种认识。

1.H$^+$逆扩散

H$^+$逆扩散是指 H$^+$在某种因素作用下，从胃腔反流至胃黏膜的一种病理现象。试验证明，胆酸和水杨酸制剂可使 H$^+$迅速从胃腔进入到胃黏膜内，破坏胃黏膜。积累于胃黏膜的酸性产物可以破坏毛细血管和细胞的溶酶体，导致胃黏膜充血、水肿、糜烂和出血。用电子显微镜观察发现，阿司匹林可使胃黏膜上皮细胞肿胀，细胞间的结合处裂开，胃黏膜通透性增加，胃黏膜屏障破坏，导致胃黏膜损害。

2.胃黏膜微循环障碍

急性胃黏膜病变时常表现胃黏膜血管收缩痉挛与缺血，且溃疡好发于胃黏膜缺血区。在应激状态下，胃黏膜小动脉和毛细血管动脉收缩痉挛，导致胃黏膜缺血、缺氧，使黏膜内酸性产物增加，并损害胃黏膜。最后因酸中毒导致黏膜细胞的溶酶体酶释放，使溶酶体破裂，胃黏膜上皮细胞损伤并坏死，引起 AGML。酸中毒直接使组织中的组织胺和 5-羟色胺(5-HT)等血管活性物质释放，使胃黏膜内小静脉和毛细血管静脉端扩张、瘀血，加重了胃黏膜循环障碍，以致缺血加重。在应激状态下，交感神经兴奋导致黏膜血管收缩、痉挛。迷走神经兴奋时使黏膜下动、静脉短路开放，使胃黏膜下缺血进一步加剧，表现胃黏膜内毛细血管的内皮损伤，通透性增加，也可加重胃黏膜损伤。此外，组织胺的释放以刺激胃酸-胃蛋白酶分泌增加，加重胃黏膜的损伤。由于缺血、缺氧、酸中毒和微循环障碍，激活了凝血因子导致胃黏膜血管的内凝血等一系列病理变化，引起 AGML 的发生。

3.胃黏膜上皮细胞的脱落、更新和能量代谢异常

当胃黏膜表面上皮细胞脱落增加和(或)更新减少，可导致胃黏膜屏障破坏。各种应激、应用邀素及尿毒症时见有胃黏膜表面上皮细胞更新减少。给予酒精、阿司匹林等药物后，胃黏膜表面上皮细胞脱落增加，胃黏膜屏障功能紊乱，以致发生 AGML。Menguy 等发现，失血性休克鼠的急性 AGML 伴有组织中 ATP 含量显著减少。这是因为胃黏膜缺血时，由于细胞缺氧，酸性产物增加，影响了黏膜上皮细胞线粒体的功能，使 ATP 合成减少，氧化磷酸化速度减慢，细胞内的能量储备因而显著减少，导致胃黏膜损害发生。

4.胆盐作用

胆盐能增加 H$^+$逆扩散，破坏胃黏膜屏障，并导致胃黏膜内组织胺、胃蛋白酶原和胃泌素释放，产生自我消化，引起 AMGL。

5.神经内分泌失调

下丘脑、室旁核和边缘系统是对应激的整合中枢，促甲状腺释放激素(TRH)、5-HT、儿茶酚胺等中枢介质参与或者介导了 SU 的发生。

发生应激情况 24～48h 后整个胃体黏膜有 1～2mm 直径的糜烂，显微镜下可见黏膜有局

限性出血和凝固性坏死。如果患者情况好转，在 3～4 天后检查 90%患者有开始愈合的迹象。一般 10～14 天完全愈合，不留瘢痕。

二、诊断与鉴别诊断

（一）诊断

有的急性胃黏膜病变可发生在原有慢性胃炎的基础上，这些病变常是局灶性的，且各部位的严重程度不同致使病变常不相同。因此，有学者把 AGML 分为原有慢性胃炎和原来无慢性胃炎两大类。

1.病史

患者有上述的如服用有关药物、严重烧伤、严重外伤、大手术、肿瘤、神经精神疾病、严重感染、休克，器官功能衰竭等病史。

2.临床表现

如为继发性的可有原发的临床表现型和体征。其表现依原发病不同而不同。应激性溃疡如果不引起出血，可没有临床症状，或者即使有症状也容易被应激情况本身的症状所掩盖而不能得到诊断。在应激损伤后数小时至 3 天后有 75%～100%可发生胃黏膜糜烂或应激性溃疡，SU 的发生大多集中在原发疾病产生的 3～5 天，少数可延至 2 周。上消化道出血是主要的临床表现，在原发病后 2 周内发生。30%有显性出血。出血表现为呕血或黑便，一般出血量不大，呈间歇性，可自止。5%～20%出血量大，不易控制，少数患者可大量出血或穿孔，2%患者发生穿孔。也可出血与穿孔同时发生，严重者可导致死亡。疑有穿孔患者应立即做 X 线腹部平片，见有膈下游离气体则可确诊。其他的表现有反酸、恶心、上腹部隐痛等。

3.急诊胃镜

急诊胃镜检查组应于 24～48h 进行，是最准确的诊断手段，可明确诊断病变的性质和部位。胃镜下可见胃黏膜多发糜烂、浅表溃疡和出血等内镜下特征，好发于胃体及胃体含壁细胞的泌酸部位，胃窦部甚为少见，仅在病情发展或恶化时才偶尔累及胃窦部。病变常在 48h 以后很快消失，不留瘢痕。若出血量大，镜下看不清楚，可以做选择性动脉造影。

4.钡餐 X 线检查

一般不宜进行急诊钡剂上消化道 X 线检查，同时因病灶过浅，钡剂 X 线检查常阴性，没有诊断价值。

5.腹部 B 超和(或)CT 检查

一般不用，但检查对鉴别诊断有重要价值。

（二）鉴别诊断

1.消化性溃疡

慢性消化性溃疡一般有节律性、周期性上腹痛、反酸、胃灼热史。内镜下慢性溃疡常较局限。边界清楚、底部有较厚白苔，周边黏膜皱襞向溃疡聚集，幽门、十二指肠变形等。

2.Mollory-Weiss 综合征

Mollory-Weiss 综合征是由于胃内压力突然升高伴剧烈呕吐而引起食管贲门黏膜撕裂出血，常于酗酒后引起。严重上消化道出血个别的病例可发生失血性休克。急诊胃镜应在出血后 24～48h 进行，可见胃与食管交界处黏膜撕裂，与胃、食管纵轴相平行。因撕裂黏膜迅速愈合，超过 48h 后镜下可无黏膜撕裂发现。

3.胃癌伴出血

胃癌早期可无症状，或有上腹部不适、进行性食欲不振、体重减轻和上腹部痛，用抑酸剂效果不显著。并发出血者少见。多见于中老年患者。胃镜检查可见隆起病变，表面不光滑污秽，可伴溃疡和出血，胃壁僵硬，蠕动差。

4.食管静脉曲张破裂出血

食管静脉曲张破裂出血是肝硬化门脉高压的严重并发症，可有病毒性肝炎或饮酒史，静脉曲张破裂出血可反复发生，突然呕血或黑便，大量出血时常伴有失血性休克发生。患者常呈肝病面容，腹腔积液常见，伴有黄疸、蜘蛛痣和皮肤色素沉着。实验室检查可有肝功能异常，低蛋白血症和凝血异常。

三、治疗

应激性溃疡出血常病情凶险，必须高度警惕，及早治疗。由于患者全身情况较差，不能耐受手术，加以术后再出血发生率高，所以多先内科治疗，无效时才考虑治疗。有报道，在ICU病房中并发应激性溃疡出血的患者病死率高达70%～80%，但大多不是死于消化道出血而是原发病，未并发消化道出血的病死率仅5%～20%。因此，应加强对原发病的治疗：下面重点介绍并发出血的治疗。

（一）治疗原发病

祛除病因，积极治疗创伤、感染、精神心理疾病、烧伤等引起应激状态的原发病停用加重胃黏膜损伤的药物。适当应用抗生素控制感染。

（二）出血量的估计

精确了解出血量的多少有时很困难。患者或家属提供的病史对于估计失血量常不正确。脉搏和血压的变化有助于出血量的估计，但它们与血容量之间的关系不大。失血量因失血速度而异，临床症状轻重有所不同。少量出血可无症状，或有头晕乏力，明显出血常出现呕血（或）便血，大量出血可见面色苍白、四肢厥冷，甚至晕倒，这是由于血容量不足、外周灌流减少所致。握拳掌上皱纹苍白，提示血容量丢失达50%。Tudhope发现，收缩压低于100mmHg时有血容量减少，但收缩压高于100mmHg并不能排除大量血容量的耗空。已往健康无贫血史，血红蛋白低于120g/L，提示约有50%以上的红细胞丢失，临床上有皮肤与口唇苍白、口干、出汗等表现。失血患者脉搏增加20次/分，血压下降10mmHg，则说明失血量已达1000mL。失血量有时亦可从患者平卧、站立、倾斜试验得到估计。失血量与症状之间的关系见表5-2。尿量少于30mL/h，提示有30%以上的细胞外液丢失。

表5-2　失血量与症状之间的关系

失血量(mL)	血压(mmHg)	脉搏(次/分)	症状
<500	正	正常	头晕乏力
800～1000	<100	>100	头晕、面色苍白，口渴，冷汗
>1500	<80	>100	四肢冷厥、神志恍惚或昏迷

判定失血量最有效的方法是中心静脉压(CVP)测定。测定CVP有助于了解血容量和心、肺功能情况，可鉴别是由急性循环衰竭、血容量不足还是心功能不全引起的，并可指导液体补充，若CVP较低，可能是脱水或血容量不足，CVP升高则可能是肾衰竭，必须限制输液。

根据临床症状，将出血分为三类：

1.轻度（Ⅰ°）

有呕血或便血、无休克，血压、心率等稳定，可有头晕，血红蛋白无变化，出血量约为体重的10%以下（500mL）。

2.中度（Ⅱ°）

血压下降，收缩压90～100mmHg，脉压小，心率100～120次/分，出冷汗、皮肤苍白、尿少。血红蛋白70～100g/L。出血量为体重的25%～35%（1250～1750mL）。

3.重度（Ⅲ°）

收缩压常在60～90mmHg，心率>130次/分，血红蛋白低于70g/L。有四肢冷厥、出冷汗、尿少或无尿发生等表现或心率、血压不稳定，或暂时稳定，短期内有再出血。出血量约为全身总量的 50% 以上（＞2500mL）。

患者出血后，血红蛋白于 6～48h 后下降，2～6 周恢复正常，血小板 1h 内增加，网织红细胞 24h 内增加，4～7 天达最高值。血中尿素氮上消化道出血时数小时增加 10.7～14.3mmol/L，24～48h 达高峰，肾功能常需 3～4 天方可恢复正常。

（三）一般治疗

1.饮食

出血患者住院后应禁食 20～48h，因空腹增强胃的收缩，因此长期禁食并无益处。同时插胃管行持续抽吸，待抽吸已无血，病情又稳定后可开始给予少量流质饮食，以后视病情逐渐增加，以后过渡到半流质饮食、普通饮食。

2.卧床休息，保持镇静

发生消化道出血后，患者有精神过度紧张，或有恐慌心理，应给患者做好解释工作，一般不用镇静剂。有的患者表现烦躁不安，往往是血容量不足的表现，适当加速输血和精神上得到安慰之后往往可消除。消化道出血后由于 85% 患者于 48h 内止血，因此卧床休息 2～3 天后如无再出血则可开始活动，以减少血栓栓塞和血管闭塞发生。目前不主张头低位，以免影响呼吸功能，宜采用平卧并将下肢抬高。

3.吸氧

消化道大出血者多有低氧血症存在，后者又是诱发出血的因素，应及时给予吸氧。

4.加强护理，严密观察病情

及时了解呕血及黑便量、注意精神神志变化、每小时测呼吸、脉搏、血压 1 次，注意肢体温度变化及记录每小时尿量等。

5.迅速补充血容量

应迅速建立静脉通路，快速补液，输注血浆及其代用品。

（四）输血

一般少量出血不必输血，脉搏＞420 次/分，收缩压＜80mmHg，红细胞压积 35% 以，血红蛋白＜82g/L 为输血的指征。尽量输新鲜血，少用库存血。自 20 世纪 80 年代开始用成分输血，更适应疾病的需要，消化道出血患者多输红细胞。输血量依病情而定，并发心功能不全时，原则上输血量以每日不超过 300～350mL 为宜，输血的速度应慢，以＜1.5mL/（kg·min）为宜。进行成分输血，有助于控制总输血量，尤其是老年患者应避免增加心肺和循环负担，以免加重心功能不全。

（五）止血剂的应用

1.纠正凝血因子异常

如有凝血因子异常，可用新鲜冷冻血浆或凝血酶复合物（PPSB）。也可用冻干健康人血浆，目前临床应用的为凝血酶原复合物浓缩剂（prothrombin complex con-centrate，PCC）。PCC 含凝血因子Ⅱ（凝血酶原）、Ⅶ、Ⅸ和Ⅹ。用于重型肝炎、肝硬化患者，有良好的止血作用。

2.孟氏溶液胃管内注入

为一种碱式硫酸铁溶液，它具有强力的收敛作用，从而凝固。经胃管注入 10% 孟氏液 10～15mL，如 1 次收敛不显著，可于 4～6h 后重本品在出血创面上能形成一层黑色的牢固附着的收敛膜，从而达到止血目的。口服口腔黏膜刺激大，故临床上已很少应用。

3.去甲基肾上腺素

去甲基肾上腺素用于胃内或腹腔内，经门脉系统吸收，能使门脉系统收缩，减少血流，达到减少出血或止血作用。去甲基肾上腺素还可使局部胃黏膜血流量减少，胃酸分泌减少，但不影响黏液的分泌量。其作用与切除迷走神经相似。肝脏每分钟可破坏 1mL 去甲基肾上腺素，药物通过肝脏后大都遭破坏，因此，从门脉系统吸收的去甲基肾上腺素对全身血压无明显影响。其控制上消化道出血的机制是：高浓度去甲基肾上腺素可使胃肠道出血区域小动脉强烈收缩而达到止血。口服或胃管内注入或腹腔内注射可使内脏区小动脉广泛收缩，从而降低内脏区血流量 50%左右。常用去甲基肾上腺素 4～8mg 加生理盐水 100mL 灌入胃内，根据病情 4～12h 重复一次。或用去甲肾上腺素 2mg 加 400mL 冷开水口服，对溃疡出血有一定疗效。Leveen 等提倡用 16mg 加生理盐水 200mL 灌入胃内。腹腔内用法为去甲基肾上腺素 10mg 加生理盐水 20～40mL 注入或 8mg 注入腹腔积液中。经临床试用，腹腔内注入 8mg 去甲基肾上腺素后可引起一时性血压升高，减慢输入率后可恢复。由于使用后产生胃肠道缺血可能引起黏膜坏死，因此，对腹腔有粘连者、高血压、年老有动脉硬化的患者不宜应用。去甲基肾上腺素治疗只能作为不能手术或无手术指征病例的一种主要治疗措施，或作为紧急过渡性措施，把急诊手术转为择期手术。

(六)抑制胃酸分泌

1.生长抑素

是一种内源性胃肠肽，能抑制胃酸分泌，保护胃黏膜，抑制生长激素和胃肠胰内分泌物激素的病理学性分泌过多，并有效地抑制胃蛋白质酶的释放。生长抑素能抑制胃泌素、胰高糖素、内皮素、P 物质、白三烯等激素的分泌。能抑制胃动素分泌、减少胃蠕动，使内脏血流减少。同时可促进溃疡出血处血小板的凝聚和血块收缩而止血。

2.施他宁(stilamin)

施他宁也是一种人工合成的 14 肽，其结构和生物效应与天然的生长抑素相同。

施他宁的药理作用：①抑制由试验餐和五肽胃泌素刺激的胃酸分泌，并抑制胃泌素和胃蛋白酶释放；②减少内脏血流；③抑制胰、胆囊和小肠的分泌；④胰内的细胞保护作用。

3.善得定(octreotide，奥曲肽，sandostatin)

是一种人工合成八肽，且有与天然生长抑素相似的作用。善得定对胰腺炎也有显著的疗效。

生长抑素和施他宁的用法为：首先静脉推注 50μg，然后 250～500μg/h 持续静脉滴注，直到出血停止后再维持 1～3 天。奥曲肽 100μg 静脉注射，然后 25～50μg/d 静脉滴注。

4.质子抑制剂

如下所述。

(1)奥美拉唑(omeprazole，洛赛克，losec)：洛赛克与 H^+-K^+-ATP 酶结合，抑制胃酸分泌；增加胃黏膜血流量，保护黏膜。首剂 80mg 静脉推注，1 次/d，连用 5 天。

(2)达克普隆(takepron 或兰索拉唑，lansoprazole)：为第二代质子泵抑制剂。30mg，1～2 次/d。

(3)潘托拉唑(pantoprazole)：40mg，2 次/d，静脉滴注或口服。

(4)雷贝拉唑(rabeprazole，波利特，瑞波特)：通常成人 10mg，2 次/d，病情较重者 20mg，2 次/d。

(5)埃索米拉唑(esomeprazole，耐信)：20mg，2 次/d，病情好转后改为 20mg，1 次/d。

(七)内镜治疗

消化道出血时内镜止血治疗可降低出血所致死亡率，明显减少再出血率、输血量、急诊手术等。

1.局部喷射药物止血

如下所述。

(1)去甲基肾上腺素：加冰盐水或使局部血管强烈收缩，减少血液而止血。常用去甲基肾上腺素 8mg 加入 100mL 4°～6°冰盐水，在胃镜直视下喷射，治疗有效率为 86.2%。

(2)孟氏液：主要成分为碱性硫酸铁[$Fe_4(OH)_2(SO_4)_5$]，为具有强烈收敛作用的三价铁，通过促进血栓形成和血液凝固，平滑肌收缩、血管闭塞，并在出血创面形成一层棕黑色保护膜而起止血作用。常用 5%～10%孟氏液 10～15mL 经胃管注入或在胃镜直视下喷洒。

(3)凝血酶：能直接作用于凝血过程的第三阶段，促使血液的纤维蛋白原迅速生成纤维蛋白凝块，堵塞出血点而达到止血目的。常用 1000U 局部喷射。

(4)纤维蛋白酶：常用 30000U 溶于生理盐水 30mL 中喷射，对出血量＜1000mL 者有效率为 93.3%。

2.经内镜局部注射止血

如下所述。

(1)纯酒精注射止血：无水酒精可使组织脱水固定，使血管固定收缩，血管壁变性坏死，血栓形成而止血。采用 99.5%医用酒精结核菌素注射器和内镜专用注射针，先以无水酒精冲洗注射针，排尽注射器导管内空气，再于内镜下在出血的血管周围 1～2mm 注射 3～4 处，每处注入无水酒精 0.1～0.2mL，穿刺深度约 3mm。如果裸露血管很粗，出血量大，可于血管断端直接注射 1～2 次，每次 0.1～0.2mL。

(2)经内镜注射肾上腺素、高渗盐水混合溶液止血：肾上腺素有强力收缩血管作用，高渗盐水可使注射处组织水肿，血管壁纤维变性，血管腔内血栓形成而止血。

A 液：2.5M NaCl 20mL＋肾上腺素 1mg。

B 液：蒸馏水 20mL＋肾上腺素 1mg。

A 液：B 液为 1：3。适用于出血性溃疡伴基底明显纤维化、瘢痕组织形成时，每处注射 1mL，共 3～4 处，总量不超过 5mL。

3.经内镜激光止血

目前临床应用的有氢离子激光和钇铝石榴石(Na-YAC)激光两种。功率高(60～100W)、穿透力强，激光能穿透组织与动脉深达 5mm。因此止血效果好。将激光纤维放置于距病灶 1cm 处，在病灶周围每次脉冲或照射 0.5～1.0 秒，然后照射出血血管。一般止血需 6～8 次照射。

4.经内镜电凝治疗

应用高频电的热效应使组织蛋白变性而止血。通过内镜活检孔置入电凝探头，电流通过探头产生热能，此高温足以使组织变性发白、血液凝固，主要适用于溃疡病出血。把电极尖接触出血病灶，用脚踏开关接通电凝电极，电凝数次，直至局部发白为止。

5.经内镜微波止

血微波可使血管内皮细胞损伤，血管壁肿胀、血管腔变小、血管痉挛，形成血栓以达到止血。使用圆珠形电极输出功率 40W 时，通电时间 3～10 秒，而针形电孔输出功率 40W 时，通电时间 10～15 秒。该法设备简单，操作容易，完全可靠，患者痛苦小。

6.热电极止血

主要构造为一中空铝制圆柱体，内芯有线圈，顶端表面涂有聚四氯乙层。通过铝制圆柱体将热传导组织表面，起到止血和组织凝固作用，通过内镜的活检孔道将加热电极插入消化管腔，通常设定温度为 140～150℃，每次使用的能量为 3.6kcal，持续 1 秒。

7.经内镜钳夹止血

即通过内镜放置金属夹，对出血小动脉进行钳夹止血。

8.冷冻止血

即迅速降温，使局部组织坏死凝固达到止血。冷却剂用液氮或液体二氧化碳。冷却剂可使探头末端温度降至 - 63℃，当接触黏膜组织后，出血部位冰冻发白，几小时后局部组织坏死，1～3 天后坏死完成形成溃疡，3～4 周后溃疡愈合。

(八)手术治疗

经上述各项治疗仍持续大量出血或反复大量出血，在 6～8h 输血 600～800mL 仍不能维持血压稳定者，并发穿孔或腹膜炎应及时去手术室治疗。手术时根据患者情况，尽可能采用最简单、最迅速的手术方式，以挽救生命。行局部止血、迷走神经切断加胃窦切除为常用术式。此类患者多数病情危重，全身情况差，应尽可能做好术前准备，但有时情况又十分危急，因此，把握好手术时机非常重要。手术后再出血也时有发生，应提高警惕。

四、预防

目前对急性胃黏膜病变的预防学者们存在一些分歧。已往主张药物预防，并认为收到显著的预防效果。新近 Scheurlen 报道 PPI 治疗预防 AGML 得到肯定。在 ICU 患者进行 AGML 的预防作为监护的标准。有报告，直肠癌术后预防性用抗酸剂是术后患者的保护因子，可减少 ACML 的发生。韩国 Park 等在鼠的试验，用 Acer mono Max sap(AmMs)(五角枫)观察在水浸束缚(water immersion restraint，WIRE)应激引起胃溃疡上的保护作用。结果 AmMs 通过诱导一氧化氮合成酶(NOS)或神经原 NOS 表达，显著保护胃黏膜抵抗应激引起胃损伤。Ji 等报告鼠的试验，研究了抗抑郁药抗溃疡发生的预防作用。使用度洛西汀、阿米替林、氟西汀和米氮平，用赋形剂作为对照组，结果显示，抗抑郁药通过影响去甲基肾上腺素和羟色胺水平引起抗溃疡作用，其中度洛西汀、阿米替林和米氮平对溃疡性作用较强。Huang 等研究 ICF-1(胰岛素样生长因子-1)/PTEN(人第 10 号染色体缺失的磷酸酶及张力蛋白质同源的基因)/Akt(蛋白质激酶 B)FoxO(叉头转录因子的 O 亚型)信号通路在应激引起胃溃疡性上的预防作用。研究指出，上述信号通路通过调节细胞的凋亡，在鼠胃溃疡的发生和愈合上发挥中心作用。美国从一个大城市医疗中心的调查结果，发现不同层次的医师是否用抑酸剂预防 AGML 发生认识上并不一致。部分医师不主张用抑酸剂预防。

第六章　神经内科疾病

第一节　脑栓塞

脑栓塞是指进入血液循环的栓子堵塞脑动脉，使其远端供血区脑组织发生缺血性坏死，出现相应神经功能障碍的急性脑血管病。

关于脑栓塞的发病率，长期以来估计偏低，临床统计约占急性脑卒中的15%～20%。在缺血性卒中的发病机制中，脑栓塞的重要性次于脑动脉血栓形成。目前这种观念正在改变。脑栓塞的实际发病率应该远远高于现有的统计数字，脑栓塞在急性卒中的所占比率可能超过50%。导致这种观念改变的基础，是人们对动脉粥样硬化斑块的新认识，以及新的影像学技术的应用。

动脉粥样硬化是一非特异性的慢性炎症过程，粥样硬化斑块处于"激活"状态。在病理学上，软斑特别是溃疡斑，有大量的单核细胞积聚，使基质金属蛋白酶(MMPs)表达增加。MMPs可裂解细胞外基质，从而使斑块不稳定，易碎裂脱落。另外，血液中血小板易聚集在活化的斑块表面，形成小血栓，在血流冲击和MMPs的作用下，脱落形成栓子。因此，动脉粥样硬化斑块本身的结构和状态，较之斑块的体积有更重要的临床意义。不稳定斑块在影像学上往往见于中度，甚至轻度狭窄的血管壁。

TCD微栓子检测技术的研究始于20世纪90年代初，现已开始应用于临床。在近期有脑缺血症状的患者中，微栓子检测阳性是较普遍的现象，提示患者有活动的栓子来源。这些微栓子可以进入脑循环而不产生脑卒中，但多次出现无症状性微栓子的患者，很可能将经历一次临床症状明显的脑栓塞。

重新认识脑栓塞的重要性在于急性期，脑栓塞与脑动脉血栓形成的治疗方案有所不同，如脑栓塞是早期溶栓治疗的禁忌证。在预防上，一旦诊断脑栓塞，意味着患者需长期服用抗血小板药及抗凝剂。因此，正确的诊断对患者的康复以及选择适当的治疗方案均很重要，可使患者减少卒中复发的痛苦。

一、病因

脑栓塞的病因根据栓子来源可分为：①心源性。②动脉源性。③其他，包括来源不明性。

(一)心源性脑栓塞

栓子在心内膜和瓣膜产生，并脱落造成脑栓塞。心源性脑栓塞约占缺血性卒中的15%～20%。

心源性脑栓塞过去以慢性风湿性心脏病最常见，在风湿性心脏病患者中，有20%～40%在生前最终发生脑栓塞，或尸检时至少有50%以上有栓塞性梗死。但随着风湿性心脏病发病率的下降，目前心源性栓子的最常见病因为非瓣膜病性房颤，约占整个心源性栓子的45%。其次为缺血性心脏病，如急性心肌梗死，在心肌梗死3周内最易伴发脑栓塞。其他较少见的病因还有亚急性细菌性心内膜炎，非细菌性血栓性心内膜炎，心脏黏液瘤等。

由于经食管心脏彩超(TEE)的应用，因卵圆孔未闭或心脏间隔缺损导致的脑反常栓塞并不少见，特别是在没有明确栓子来源的患者，更要注意有无反常栓塞的可能。

(二)动脉源性脑栓塞

以动脉粥样硬化病变为栓子来源的脑栓塞称为动脉源性脑栓塞，或动脉-动脉型脑栓塞。

随着近代诊断技术的进展，如TEE、颈动脉双功能超声(DUS)、MRA等强化了潜在栓子来源的概念，特别是 TCD 微栓子检测技术的应用，使人们对动脉源性栓子在缺血性卒中发病机制中的作用有了全新的认识，并由此提出缺血性卒中的主要发病机制可能是栓塞，而非血栓形成。

动脉源性栓子来源于易发生动脉病变的部位，如颈总动脉、颈内动脉起始部、颈内动脉虹吸部、大脑中动脉水平部、锁骨下动脉起始部及椎动脉起始部。

以往认为颈动脉狭窄引起缺血性卒中的发病机制是血流动力学障碍，因此对狭窄颈动脉采用颅外-颅内分流术以改善远端供血，但结果并未降低同侧卒中发病率，究其原因是由于颅外-颅内分流术未能消除栓子源，仅仅是绕道而不是消除颈动脉斑，因此不能预防栓塞性卒中。

相反，颈动脉内膜剥脱术(消除潜在的栓子来源)可大大降低症状性和无症状性颈动脉狭窄患者的卒中发生率，因而证明动脉-动脉型栓塞是颈动脉狭窄所致卒中的主要原因。

(三)其他

是指心脏源性和动脉源性以外的栓子造成的脑栓塞。

如主要见于长骨骨折或手术的脂肪栓塞；大静脉穿刺或潜水减压等的空气栓塞；癌栓塞以及一些不明原因性脑栓塞。

二、病理

脑栓塞发生时首先出现该动脉供血区的脑组织出现白色梗死，除神经细胞和胶质细胞外，血管本身也发生坏死。当栓子自身萎缩并被血流冲击后，栓子比原阻塞处的管腔变小，又由于栓子与动脉壁不粘连，因此，被血流进一步冲向远端，使得血管部份再通，恢复血流。这时梗死区周围的小血管已经坏死，导致血流外渗，引起出血性梗死。病灶切片可见梗死中心呈白色软化，周围有点状或片状出血，以皮质和皮质下明显。

三、临床表现

任何年龄均可发病，心源性脑栓塞发病年龄相对较轻。脑栓塞多在清醒、活动状态下突然起病，在数分钟内症状即可达高峰，少数患者可在几天内呈阶梯式进展恶化，这是由于反复栓塞所致。神经系统表现取决于被栓塞的动脉。20%～25%的脑栓塞患者在起病 48～72h 内出现出血性梗死，此时临床症状可加重，甚至因高颅压引起脑疝致死。

(一)心源性脑栓塞

既往有心脏瓣膜病、房颤、心肌梗死、充血性心衰或扩张性心肌病等病史。起病急，意识障碍较动脉源性栓塞严重。心源性栓子导致的 TIA，发作时间较长，可持续数小时，而发作次数较少，且由于每次栓塞不同动脉，临床表现较多样化。

(二)动脉源性脑栓塞

发病年龄较大，一般有高血压、高血脂、糖尿病等动脉粥样硬化危险因素。动脉源性栓塞累及的动脉直径较小，以 600～1500μm 最多见，因此梗死灶多发生在大脑中动脉的分支，如皮质楔型梗死和基底节区小梗死等。颈内动脉系统的动脉源性栓塞以局部皮质功能受累为特征，患者多表现为上肢单瘫、失语等，几乎无意识障碍。与心源性栓子相比，动脉源性栓子导致的 TIA 发作时间短，常不超过 25min，但发作次数多、临床表现较刻板。

四、诊断

(一)诊断原则

脑栓塞的诊断主要依靠临床综合分析脑栓塞的诊断原则

1. 突然起病的完全性卒中。

2. 脑影像学检查示多发性梗死灶。数天后梗死灶可发生出血性改变。

3.有心脏原发病或近端动脉粥样硬化斑块证据。

脑栓塞常在活动状态下突发起病,并迅速达高峰,是所有脑血管疾病中发病最快者。多属完全性卒中,少数患者由于反复栓塞可使病程呈阶梯式加重。由于栓子向远端移行,或自行崩解,症状和体征可获缓解。

大脑中动脉及其分支是栓塞的常见部位,脑CT扫描可见大脑中动脉供血区多个、双侧、同一时期的梗死灶,较特征的表现为皮质楔型梗死。现在认为椎-基底动脉系统也是栓塞的多发部位,心源性栓塞及动脉源性栓塞各占后循环梗死的1/5,较典型的如基底动脉尖部综合征。

结合患者有心脏原发病或近端动脉粥样硬化斑块,即可临床诊断脑栓塞。

反常栓塞是指脑栓塞与肢体静脉栓塞和肺栓塞并存,见于卵圆孔未闭或心脏间隔缺损。脑反常栓塞并不少见,由于TEE及TCD的应用,在临床没有肢体静脉栓塞和肺栓塞的情况下,也可诊断脑反常栓塞。

(二)诊断依据

1.起病急。

2.有风湿性心脏病或颈部动脉重度粥样硬化等栓子来源或/及身体其他部位(视网膜、肾、脾)栓塞的证据。

3.突然出现、很快达高峰的对侧偏瘫(程度严重)、偏侧麻木(感觉丧失),同向偏盲、失语、失用症、眩晕、复视、眼球运动麻痹、共济失调、交叉瘫、瞳孔异常、四肢瘫痪、进食吞咽困难、意识障碍等脑动脉闭塞性综合征。

4.病史及症状

多有心脏病史,或以往可有脑栓塞史,突然发病,无先兆,常见症状为偏瘫或单瘫、癫痫发作、感觉障碍和失语,有时可迅速昏迷和出现急性颅内压增高症状。病史询问应注意起病的急缓,主要症状,有无类似发作病史及其他系统疾病史。

(三)现代辅助检查

1.脑栓塞的超早期CT表现

脑栓塞的超早期CT可表现为大脑中动脉高密度征、豆状核境界模糊、早期低密度改变、脑沟消失及岛叶皮质境界不清。早期低密度改变是指梗死6h内,梗死区域白质、灰质均呈很淡的低密度,无明显占位效应。早期低密度改变系脑水肿所致,是易发生出血性梗死的重要指标。大脑中动脉高密度征是指大脑中动脉栓塞后,在单纯CT扫描时,大脑中动脉本身X线吸收值比脑实质或对侧正常大脑中动脉高。大脑中动脉高密度征于栓塞后6h内出现,24~72h内消失,是大脑中动脉栓塞的一个非常敏感而精确的指标。

2.TCD微栓子检测

栓子较红细胞体积大,其声阻抗不同于红细胞及周围血浆成分,超声束投射到栓子及红细胞表面产生反射和散射。栓子在TCD频谱上表现为突出于背景的高强度、短暂的信号。信号强度以dB值计算。TCD微栓子检测较为复杂,其结果易受操作者、选用参数、所用仪器及受检人群的影响。1998年国际栓子检测小组对操作的各项条件提出了规范化要求。

TCD微栓子检测有人工和自动两种,以人工检测为金标准。探头多采用双深度2MHzPW,以利于区别栓子信号与伪迹。栓子信号的dB阈值,应至少高于背景血流强度3dB。采用的dB值越高,重复性越好,结果越稳定;但随着dB值增高,灵敏度下降。信号的dB值与栓子的性质和大小有关,一般心源性栓子信号强,动脉源性栓子信号强度较弱。但据目前资料,还不能凭信号强度鉴别栓子性质和大小。

TCD微栓子检测阳性提示患者有活动的栓子来源,是临床高危因素之一。目前TCD检测的微栓子多是无症状性的,但多次出现无症状的微栓子,有可能将产生一次临床体征明显的脑卒中,且这些微栓子的累加作用,在有缺乏卒中症状病史的情况下可能导致痴呆。

3. 心脏彩超

心脏彩超可分为经胸廓途径和经食管途径。经胸廓的心脏彩超(TTE)是经典方法,可以提供有关心脏房室大小,功能、心室内附壁血栓、瓣膜的结构和功能等情况。

彩色血流显像及多普勒频谱可以更全面地了解心脏循环动力学状态。虽然TTE能够很好地显示左心室顶部、三尖瓣、右心室等部位,但其他易附着血栓的部位,像左心房、左心耳等,用TTE则不能显示。

经食管心脏彩超(TEE)是将柔软的内窥镜插于食管内,可以无阻挡,高分辨率地显示上述TTE不能显示的部位,包括主动脉弓。相当部分心源性栓子来源于主动脉弓粥样硬化斑块。虽然TEE有一定侵入性,若操作者经验丰富,TEE非常安全,耐受性良好,可用于重症患者,对心源性栓子的检测,TEE的敏感率是TTE的2~10倍。

五、治疗

(一)治疗原则

1. 对心脏病、高血压、糖尿病、动脉粥样硬化等原发病的治疗。
2. 抗凝治疗。
3. 血管扩张剂。
4. 降血脂、降低血黏度。
5. 血管手术,切除血管内膜和硬化斑或血管扩张或支架成形术。
6. 对症治疗(脑水肿等)及并发症(感染等)的治疗。

(二)用药原则

1. 对心脏病、高血压、动脉硬化要及时予以治疗。
2. 肝素静脉滴注或新近报道应用的低分子肝素等抗凝可稳定进行性中风,对急性完全性中风无效,对高血压患者因抗凝剂(尤其是肝素)引起出血的副作用应禁用。
3. 对未用抗凝剂者,可使用阿司匹林、潘生丁、苯磺唑酮、力抗栓等药物。
4. 低分子右旋糖酐可帮助降低血黏度:血管扩张剂(硝苯比啶、烟酸等)及中药根据具体患者慎用。可适当采用血液稀释疗法,防治脑水肿可选用速尿等对心功能影响较小的脱水剂。颅脑CT及腰穿排除出血性梗死及感染性栓塞后,可采用抗凝治疗法华令4~6mg/d首剂,维持量2~4mg/d及血小板聚集抑制剂潘生丁50mg 3次/d。

(三)原发病治疗

1. 纠正心衰,改善心功能;由心肌梗死引起者,治疗心肌梗死。
2. 感染性栓塞者应给予强有力的抗生素控制感染。

(四)疗效评价

1. 治愈

意识清,血压平稳,肢体运动、感觉及语言功能恢复好,能自理生活,可遗留轻度神经损害体征。

2. 好转

意识清,肢体及语言功能有不同程度改善。

3. 未愈

意识及神经功能无改善。

(五)具体治疗措施

一旦诊断脑栓塞就意味着患者需长期的抗血小板、抗凝治疗,可长期使用小剂量的双香豆素类药物、阿司匹林等。TCD可以监测循环中微栓子的数量,TCD微栓子检测阳性的脑栓塞患者,经抗凝治疗后,微栓子数量明显减少或消失,TCD微栓子监测技术可作为评价药物疗效及指导治疗的有用手段。

1.脑栓塞治疗

由于易发生出血性梗死，脑栓塞禁忌溶栓治疗。对梗死灶及缺血半暗带的处理与脑血栓形成相同。

从理论上讲，应根据栓子的性质采取不同的治疗方案，抗凝治疗主要用于红色血栓，而抗血小板剂则用于富含血小板的白色栓子。但实际工作中鉴别栓子性质并非易事。红色血栓多在血流速度较慢的部位形成，如房颤、急性心肌梗死后、充血性心衰等。白色血栓则易在血流速度较快的粗糙表面形成，如不规则的粥样硬化斑块表面。因此，一般临床上心源性栓塞首选抗凝治疗加心脏手术，动脉源性栓塞首选抗血小板治疗加颈动脉内膜剥脱术。

对急性脑栓塞患者，起病48h内，若无出血倾向，可先静脉用肝素治疗数天，然后再选用抗血小板剂或抗凝剂口服治疗，治疗的剂量及疗程应个体化。

(1)肝素治疗：静脉用肝素的目的不是溶解栓子，而是防止逆行血栓及新的栓子形成。CT显示有出血性梗死，或由亚急性细菌性心内膜炎并发的脑栓塞禁用肝素。大面积脑栓塞患者若平均活化部分凝血激酶时间(APTT)值低于正常人1/2时，仍可使用肝素治疗。静脉用肝素的时间需在起病48h以内，剂量应个体化，维持患者的APPT在患者基础数值的1.5～2.5倍。近几年由于低分子肝素的疗效及安全性均优于传统肝素，目前治疗多采用低分子肝素静脉或皮下注射。

(2)口服抗凝及抗血小板治疗：心源性栓塞首选抗凝剂，最常用的口服抗凝剂是华法林。华法林通过抑制维生素K依赖性凝血因子和抗凝蛋白C和S的合成而发挥作用，因此主要用于抑制红色血栓。华法林属窄治疗窗药物，用量必需个体化。一般起始剂量为2～3mg/d，然后根据国际标准化比值(INR)调整剂量，INR应控制在2～3。绝大多数患者的维持剂量为2～5mg/d。

当患者不能耐受抗凝治疗，或为动脉源性脑栓塞时，可选用抗血小板药，如阿司匹林。阿司匹林的剂量30～1300mg/d均有效。目前还不主张华法林与阿司匹林联合应用。

2.原发病治疗

预防脑栓塞的重点就是针对性治疗原发病。对心脏病患者，应努力纠正心律失常，有手术适应证者应积极手术治疗。对动脉粥样硬化斑块狭窄患者，若血管狭窄70%以上，病变位于颈内动脉颅外段或椎动脉起始部，可考虑行颈动脉内膜剥脱术。近来研究发现一些轻一中度血管狭窄(管腔狭窄<70%)患者，脑卒中的发生率高于重度狭窄患者，究其原因是与粥样斑块的不稳定性有关，即斑块的脆性问题。如何稳定斑块，防治附壁血栓形成、脱落及斑块碎裂、脱落，是目前国内外研究的热点，常用的药物有降脂药及维生素E、维生素C等。

六、康复

大多数患者、患者亲友及部分医务人员在对待该病的治疗中，更多想到或期望的是有更好的药物(实际上目前脑栓塞治疗药物的作用是十分有限的)使患者早日康复，而忽视了其他治疗方面，如：患者的饮食。由于相当数量的脑栓塞患者出现生活不能自理，甚至饮食不能(如吞咽困难)，若不给予鼻饲(经鼻插管到胃，经此管将食物直接注入胃内)，患者的营养、新陈代谢都会很快出现新的问题，如此，即使对脑栓塞本身的治疗用药再好，也难以收到好的治疗效果。

因此，应当把患者的生活护理、饮食、其他并发症的处理摆在首要的位置。脑栓塞本身的治疗原则是要改善脑循环、防止再栓塞、消除脑水肿、保护脑功能。抗凝、溶栓等治疗多仅在发病的早期有作用，因此更强调早期治疗。皮下注射低分子肝素(副作用较小)等抗凝剂对早期的脑栓塞具有一定治疗作用，因抗凝剂(尤其是肝素)有引起出血的副作用，应用时应排除脑出血，并注意对患者凝血状态进行监测。溶栓类药物(如尿激酶、链激酶等)亦可能仅在早期发挥作用。用血管扩张剂及降血压的药物时，一定注意患者的血压，此类药物所致的血压过低将会导致脑缺血的进一步加重，应十分注意。

低分子右旋糖酐可帮助降低血黏度，甘露醇等高渗脱水剂可缓解脑水肿，但应用时要注意患者的心脏功能、肾功能情况，以免顾此失彼。对于已明确诊断为风湿性心瓣膜病、人工换瓣术后、冠心病伴心房纤颤、颈动脉等大动脉粥样硬化等疾病者，应选择性给予华法令、阿司匹林、潘生丁、苯磺唑酮、藻酸双酯钠、噻氯匹啶、活血素等药物长期服用，可较有效地预防脑栓塞的发生和再发。有条件的心脏瓣膜病患者应尽早行合适的心脏手术；初发心房纤颤患者应予及时治疗；外伤骨折患者的搬运转送应符合急救转送要求。病情稳定后，在医生的指导下尽早适度进行瘫痪肢体等神经功能缺损的康复锻炼，树立恢复生活自理的信心，配合医疗和康复工作，争取早日恢复。由于神经功能损害后的恢复有其自然规律，肌肉力量、感觉、语言等功能障碍的恢复快慢依脑损害的严重程度不同而异，大多数在病后两周至半年内逐渐恢复，患者、家属必须了解这些知识，从而树立起战胜疾病、恢复自我的耐心、信心和毅力。社会及家庭给予患者精神及生活的支持，更有利于患者的恢复及生活质量的提高。

第二节　高血压脑病

高血压脑病是伴随着血压升高而发生的一种暂时性急性脑功能障碍综合征，是高血压危象之一。临床表现起病急骤，以血压升高和全脑或局灶性神经损害为主要症状。早期及时降血压处理后，各种症状或体征可在数分钟或数天内部分或完全恢复，如得不到及时治疗，可致死亡。

一、病因及病理

(一)病因和发病机制

各种病因所致的动脉性高血压，无论是原发性还是继发性，均可引起高血压脑病，其中最重要的是恶性高血压。长期服用抗高血压药物的患者，突然停药可诱发高血压脑病。服用单胺氧化酶抑制药的患者同时用酪胺(奶油、乳酪)也可激发血压升高而引起高血压脑病。

高血压脑病的发病机制尚未完全清楚。但可以肯定的是与动脉血压增高有关。至于动脉血压升高如何引起脑部损害，目前主要有两种学说。

1. 脑内小动脉痉挛学说

高血压脑病常发生在血压极度且急剧升高时，此时由于脑血流自身调节作用存在，因而脑内小动脉强烈收缩而痉挛，从而导致毛细血管缺血，通透性增加，血管内液体渗透到细胞外间隙，引起脑水肿。同时，脑以外的其他器官也存在血管痉挛，如视网膜血管痉挛导致一过性失明，肢体末端血管痉挛引起缺血性坏死等，均支持脑血管痉挛学说。

2. 自动调节崩溃学说

动物实验研究发现，血压急剧升高致血脑屏障破坏时，该区域的脑血流量大于血脑屏障完整区，血管扩张区的血脑屏障破坏比收缩区更明显，提示导致血脑屏障破坏的主要因素是血管扩张，而不是痉挛。

因此，有研究者认为脑血流自动调节功能崩溃或被动性血管扩张才是高血压脑病的真正发病机制。脑内小动脉收缩是脑血流自动调节的早期表现。当急剧升高的血压超过脑血流自动调节的上限时，脑内小动脉就被动扩张而不再收缩，从而使自动调节功能崩溃，结果导致脑血流被动增加，脑组织因血流过度灌注而发生脑水肿，毛细血管壁被破坏，从而引起继发性小灶性出血和梗死。

事实上，高血压脑病的发生，除与血管痉挛、自动调节功能崩溃有关外，还与血管内皮细胞损伤、血小板激活导致广泛性微血管闭塞、凝血机制紊乱、前列腺素-血栓素失平衡、内皮细胞源性舒张因子释放减少等均可能有联系。

(二)病理

高血压脑病的脑外观呈水肿、发白，脑沟消失，脑回扁平，脑室缩小，脑实质最具特征性的变化是表面或切面可见淤点样或裂隙状出血及微梗死灶。有的可见海马沟回疝及小脑扁桃体疝形成。脑血管病变特征性的改变是脑内细小动脉节段性、局灶性纤维性样坏死；非特征性的改变有脑内细小动脉透明样变性、中层肥厚、大中动脉粥样硬化等，还可见小动脉及毛细血管内微血栓形成。

二、临床表现

高血压脑病的发病年龄以原有的疾病而定，如急性肾小球肾炎多见于少年儿童，慢性肾小球肾炎多见于青年或成年人，子痫仅见于妊娠期妇女，恶性高血压在30～45岁多见。

(一)症状与体征

高血压脑病的发病特点为起病急骤，病情进展非常迅速，在数小时或数十小时可达十分严重的程度。主要临床表现如下。

1.动脉血压增高

原有高血压的患者，脑病起病前血压进一步升高，收缩压可超过26.7kPa(200mmHg)，舒张压达16.0kPa(120mmHg)以上。但急性起病的继发性高血压患者，血压水平可能不甚高，收缩压可在24.0kPa(180mmHg)以下，也发生脑病。这主要与慢性高血压患者脑血流自动调节的上限上调有关。

2.头痛

几乎所有高血压脑病患者均有头痛。可局限于后枕部或全头痛，初起时呈隐痛、胀痛或搏动性痛，严重时表现为持续性压榨样或刀割样剧痛，伴恶心、呕吐或视力模糊。

3.抽搐

抽搐发生率可高达41%，多为全身性，亦可为局灶性，表现为癫痫样发作。严重者发展成癫痫持续状态，并致死亡。

4.颅内高压

主要症状为头痛、恶心、呕吐、视盘水肿。视盘水肿可在高血压脑病发生后数分钟内出现，严重者可在视盘周围出现火焰状出血。

5.脑功能障碍的其他表现

全脑功能障碍除头痛、呕吐、全身抽搐外，意识障碍是常见表现，其程度与病情严重程度有关，轻者反应迟钝，也可出现定向、记忆、判断、计算障碍，甚至冲动、谵妄或精神错乱等精神症状；重者浅昏迷，甚至深昏迷。局灶性脑功能障碍可表现为短暂性失语、偏瘫、偏身感觉障碍、视力或听力障碍等。

6.内脏并发症

当脑水肿影响到丘脑下部和脑干时，可出现上消化道出血、应激性溃疡和急性肾衰竭等。

7.呼吸和循环障碍

脑干受损时，出现中枢性呼吸循环衰竭。以上症状一般只持续数分钟至数小时，经适当降压治疗后完全缓解。但有尿毒症的患者可持续较长时间，甚至1～2个月。癫痫持续状态、急性心力衰竭或呼吸衰竭是本病的主要致死原因。本病可反复发作，每次发作的症状可以相似或不同。

(二)辅助检查

1.血尿常规和生化检查

血常规可有白细胞计数增高，尿常规可发现蛋白、红细胞、白细胞和管型。

2.脑脊液检查

腰穿脑脊液压力多数明显增高，少数可正常。脑脊液中蛋白轻度增高，偶有白细胞增多或有少量红细胞。必须注意的是有明显颅内高压表现的患者，腰穿宜慎重，以免诱发脑疝。

3.眼底检查

眼底除有视盘水肿、渗出、出血和高血压所致的眼底动脉改变外，视网膜荧光造影可见水肿的视盘周边有扩张的毛细血管，且有液体渗出。

4.脑电图

脑电图可出现双侧同步的尖、慢波，α节律减少或消失，有些区域可描记到局灶性异常，严重脑水肿时可显示广泛性慢节律脑电活动。

5.经颅多普勒超声(TCD)

该超声表现为舒张期流速降低，收缩峰上升支后 1/3 倾斜，$P_1 = P_2$ 或 $P_1 < P_2$，P_1 和 P_2 融合成圆钝状，有时可监测到涡流 TCD 信号。颅内高压明显时，收缩峰变尖，舒张峰减低或消失，舒张期峰速和平均速度降低，收缩期血流速度也降低，脑周围血管阻力增加，RI 值增大可达 0.8~0.9，PI 值增大可达 1.55~1.61。

6.CT、MRI 及 SPECT

CT 可显示低密度区，主要位于枕叶，但不甚敏感。MRI 敏感性高，可在血脑屏障破坏区显示 T_2 加权像高信号，主要位于颞枕叶、额叶前部皮质、基底节和小脑皮质，也可见小灶性出血或梗死灶。SPECT 显示 MRI T_2 高信号区与脑血流量增加。经适当降血压治疗后，这些影像学改变可很快恢复正常。但小灶性出血或梗死灶持续较长时间。

三、诊断与鉴别诊断

根据起病急骤，发病时有明显血压增高，剧烈头痛、抽搐、意识改变、眼底病变等表现，应考虑为高血压脑病。治疗后，血压一旦被降低，神经症状立即消失，不留后遗症，即可确诊为高血压脑病。

对血压降低后，症状体征持续数日或数月仍不消失者，应注意是否有尿毒症存在，否则即提示脑内有出血灶或梗死灶。如果血压正常后，局灶性神经体征(偏瘫、失语)等仍持续较长时间，即要注意是脑出血或脑梗死所致。

表现为癫痫或癫痫持续状态的高血压脑病，必须与原发性或其他原因的继发性癫痫鉴别；原有心房纤颤病史，突发抽搐者，须注意脑栓塞；青壮年突发头痛、抽搐、血压升高应注意蛛网膜下隙出血。小儿急性肾炎所致的高血压脑病，尿和血的化验有异常；妊娠毒血症所致的高血压脑病多发生在妊娠 6 个月以后，且有水肿和蛋白尿，不难鉴别。

头痛伴眼底改变须与青光眼鉴别，后者除头痛外，还有眼部表现，如视盘凹陷眼压增高等。

四、治疗与预防

(一)治疗

原则是安静休息，立即控制血压，制止抽搐，减轻脑水肿，降低颅内压，保护心、肺、肾等重要脏器。

1.一般治疗

应在重症监护病房治疗。卧床休息、保持呼吸道通畅、给氧，心电、血压监护。严密观察神经系统的症状和体征。勤测血压(每隔 15~30min/1 次)。

2.降低血压

应选用强效、作用迅速、低毒、易于撤离、不影响心输出量、对神经系统影响小的药物，静脉使用。力求简单，避免降血压幅度过大、速度过快，短期内不要求血压降至完全正常水平。对老年人或原有高血压患者，更应警惕降压过度所致的脑缺血。最初目标一般是在数分钟至 2h 内使平均动脉压(舒张压＋1/3 脉压)下降不超过 25%，以后的 2~6h 使血压降至

160/100mmHg，也有建议静脉用药的近期目标是在 30～60min 以内使舒张压下降 10%～15%，或者降至 110mmHg 左右。一旦血压降至目标水平，应开始口服给药维持。快速和不可控制的血压下降可以导致心、脑、肾缺血或坏死，或者原有的缺血或坏死加重。有些既往推荐用于静脉给药的降血压药物，由于其不良反应，目前不再主张用于治疗高血压脑病。如静脉使用肼屈嗪(肼苯哒嗪)可以导致严重、长时间和不可控制的低血压，不再推荐用于高血压脑病。舌下含服硝苯地平或者硝苯地平胶囊口服无法控制降压的速度和幅度，并可能导致严重后果，应禁止用于高血压脑病。

降血压药物的选择是控制血压的关键，可选用的降血压药物有以下几种。

(1)拉贝洛尔(labetalol)：静脉注射，2～5min 起效，5～15min 达高峰，持续 2～4h。常用剂量为首次静脉推注 20mg，接着 20～80mg/次静脉推注，或者从 2mg/min 开始静脉注射。24h 最大累积剂量 300mg。

(2)尼卡地平：静脉使用起效在 5～15min，作用持续 4～6h。常用剂量为 5mg/h，根据效果每 5min 增减 2.5mg，直至血压满意控制，最大剂量 15mg/h。

(3)硝普钠：静脉给药数秒钟至 1min 起效，通过扩张周围血管，明显降低外周阻力而降血压，但失效快，停药后仅维持 2～15min，因此，必须静脉维持用药，在监护条件下，采用输液泵调节滴入速度，可将血压维持在理想水平；如无监护条件，应在开始治疗后每隔 5～10min 测血压 1 次。常用剂量为硝普钠 50mg 溶于 5%葡萄糖注射液 1000mL 内，以每分钟 10～30 滴[0.25～10μg/(kg·min)]的速度静脉滴入，因性质不稳定、易分解。必须新鲜配制，并于 12h 内用完；滴注瓶应用黑纸遮住，避光使用。停药时应逐渐减量，并加服血管扩张药，以免血压反跳。滴速过快可引起严重低血压，必须警惕。用药超过 24h 者，可引起氰化物中毒，从而导致甲状腺功能减退。如果剂量过大，可引起脑血流量减少。

(4)非诺多泮(fenoldopam)：静脉使用 5min 内起效，15min 达到最大效果，作用持续 30～60min。常用剂量为初始 0.1μg/(kg·min)，每次增量 0.05～0.1μg/(kg·min)，最大 1.6μg/(kg·min)。

(5)二氮嗪：静脉注射后 1min 内起效，2～5min 降压作用明显，可维持 2～12h。一般将二氮嗪 200～400mg 用专用溶剂溶解后，快速静脉注射，在 15～20s 内注完。必要时可在 0.5～3h 内再注射 1 次，1d 总量不超过 1200mg，由于该药起效快，持续时间长，以前被作为高血压脑病的首选降压药物，但由于不良反应多，且引起脑血流量减少，现认为宜慎重选用。

(6)甲磺酸酚妥拉明：常用剂量为 5～10mg 静脉注射，使用后应严密监测血压。注射量大时可引起体位性低血压及较严重的心动过速。消化性溃疡病患者慎用。

(7)硫酸镁：用 25%硫酸镁溶液 5～10mL 加入 50%葡萄糖溶液 40mL 中，缓慢静脉注射，2h 后可重复使用 1 次。但注射过快可引起呼吸抑制，血压急剧下降，此时，可用葡萄糖酸钙对治疗抗。血压降低后，即用口服降血压药物维持，可选用血管紧张素转换酶抑制药、长效钙拮抗药或 β 阻滞药等。利血平和甲基多巴由于具有较明显的镇静作用，影响意识观察，故被认为不宜用于高血压脑病急性期的降压治疗。

3.控制抽搐

对于频繁抽搐或呈癫痫持续状态者，可用地西泮 10～20mg 缓慢静脉注射，注射时应严密观察有无呼吸抑制，抽搐控制后用地西泮 40～60mg 加入 5%葡萄糖溶液中维持点滴。也可选用鲁米那钠 0.1g 肌内注射，每 4～6h1 次；或 10%水合氯醛 15mL 灌肠，抽搐停止后，应鼻饲或口服苯妥英钠 0.1g 或丙戊酸钠 0.2g，每日 3 次，以控制抽搐复发。

4.降低颅内压

可选用 20%甘露醇 125mL 快速静脉点滴，每 6～8h/1 次。静脉注射呋塞米 40～80mg 也有明显的脱水、降颅压效果，且能减少血容量，降低血压。可单独应用或与甘露醇交替使用。甘油制剂脱水起效慢，人血白蛋白可加重心脏负荷，在高血压脑病时使用应慎重。

5. 其他治疗

有心衰者可用洋地黄治疗。有明显脑水肿，颅内高压时，使用吗啡必须慎重，以免抑制呼吸。合并应激性溃疡者应使用抗酸药和胃黏膜保护药。严重肾功能不全者可配合透析治疗。

（二）预防

早期发现高血压病积极治疗是预防高血压脑病的关键。对各种原因引起的继发性高血压应积极治疗病因，同时有效地控制血压。原发性高血压患者平时须注意劳逸结合，生活规律化，避免过度劳累和紧张，戒烟戒酒，限制食盐每天 4～5g。有药物治疗适应证者必须长期规则服用抗高血压药物，绝不能突然停药。

第七章　肾内科疾病

第一节　急进性肾小球肾炎

急进性肾小球肾炎简称急进性肾炎(rapidly progressive glomerulonephritis,RPGN)，是一个较少见的肾小球疾病。特征是在血尿、蛋白尿、高血压和水肿等肾炎综合征表现基础上，肾功能迅速下降，数周内进入肾衰竭，伴随出现少尿(尿量<400mL/d)或无尿(尿量<100mL/d)。此病的病理类型为新月体性肾炎。

1914年德国学者Frenz提出的肾炎分类，把血压高、肾功能差和进展快的肾炎称为"亚急性肾炎"(本病锥形)。1942年英国学者Ellis对600例肾炎患者的临床和病理进行了回顾性分析，提出了"快速性肾炎"概念(本病基本型)。此后，1962年发现部分RPGN患者抗肾小球基底膜(GBM)抗体阳性，1982年又发现部分患者抗中性粒细胞胞浆抗体(ANCA)阳性，证实本病是一组病因不同但具有共同临床和病理特征的肾小球疾病。1988年Couser依据免疫病理学特点对RPGN进行分型，被称为Couser分型(经典分型)，本病被分为抗GBM抗体型、免疫复合物型及肾小球无抗体沉积型(推测与细胞免疫或小血管炎相关)，这是现代RPGN的基本分型。这种分型使RPGN诊断标准统一，便于临床研究。

国外报道在肾小球疾病肾活检病例中，RPGN占2%~5%，国内两个大样本原发性肾小球疾病病理报告，占1.6%~3.0%。在儿童肾活检病例中，本病所占比例<1%，由于并非所有RPGN患者都有机会接受肾活检，而且部分病情危重风险大的患者医师也不愿做肾活检，所以RPGN的实际患病率很可能被低估。

一、急进性肾炎的发病机制

(一)发病机制概述

对RPGN发病机制的研究最早始于动物模型试验。1934年Masugi的抗肾抗体肾炎模型(用异种动物抗肾皮质血清建立的兔、大鼠抗肾抗体肾炎模型)、1962年Steblay的抗GBM肾炎模型(用羊自身抗GBM抗体建立的羊抗GBM肾炎模型)及1967年Lerner的Goodpasture综合征动物模型(用注入异种抗GBM抗体的方法在松鼠猴体内制作出的肺出血-肾炎综合征模型)都确立抗GBM抗体在本病中的致病作用。随着Couser免疫病理分类法在临床的应用，对本病发病机制的研究从Ⅰ型(抗GBM型)逐渐扩展至Ⅱ型(免疫复合型)和Ⅲ型(寡免疫沉积物型)。研究水平也由早期的整体、器官水平转向细胞水平(单核巨噬细胞，T、B淋巴细胞，肾小球固有细胞等)，目前更深入到分子水平(生长因子、细胞因子、黏附分子等)，但是对本病的确切发病机制仍尚未完全明白。

RPGN在病因学和病理学上有一个显著的特征，即多病因却拥有一个基本的病理类型。表明本病起始阶段有多种途径致病，最终可能会有一共同的环节导致肾小球内新月体形成。研究表明肾小球毛细血管壁损伤(基底膜断裂)是启动新月体形成的关键环节。基底膜断裂(裂孔)使单核巨噬细胞进入肾小囊囊腔、纤维蛋白于囊腔聚集，刺激囊壁壁层上皮细胞增生，而形成新月体。进入囊腔中的单核巨噬细胞在新月体形成过程中起着主导作用，具有释放多种细胞因子，刺激壁层上皮细胞增生，激活凝血系统和诱导纤维蛋白沉积等多种作用。新月体最初以细胞成分为主(除单核巨噬细胞及壁层上皮细胞外，近年证实脏层上皮细胞，即足细胞，也是细胞新月体的一个组成成分)，随之为细胞纤维性新月体，最终变为纤维性新月体。新月体纤维化也与肾小囊囊壁断裂密切相关，囊壁断裂可使肾间质的成纤维细胞进入囊腔，产生Ⅰ型和Ⅲ型胶原(间质胶原)，促进新月体纤维化。

肾小球毛细血管壁损伤(GBM断裂)确切机制仍欠明确，主要有如下解释：

1. 体液免疫

抗GBM抗体(IgG)直接攻击GBM的Ⅳ胶原蛋白α_3链引发的Ⅱ型(细胞毒型)变态反应和循环或原位免疫复合物沉积在肾小球毛细血管壁或系膜区引发的Ⅲ型(免疫复合物型)变态反应，均可激活补体、吸引中性粒细胞及激活巨噬细胞释放蛋白水解酶，造成GBM损伤和断裂。20世纪60～90年代体液免疫一直是本病发病机制研究的重点，在Ⅰ型和Ⅱ型RPGN也都证实了体液免疫的主导作用。

2. 细胞免疫

体液免疫的特征是免疫复合物的存在。1979年Stilmant和Couser等报道了16例原发性RPGN患者的肾小球并无免疫沉积物，对体液免疫在这些患者中的致病作用提出了质疑。而后，1988年Couser对RPGN进行疾病分型时，直接提出第3种类型，即"肾小球无抗体沉积型"，它的发病机制可能与细胞免疫或小血管炎相关。1999年Cunningham在15例Ⅲ型患者肾活检标本的肾小球中，观察到活化的T细胞，单核巨噬细胞和组织因子的存在，获得了细胞免疫在本型肾炎发病中起重要作用的证据。由T淋巴细胞介导的细胞免疫主要通过细胞毒性T细胞($CD4^-CD8^+$)的直接杀伤作用和迟发型超敏反应T细胞($CD4^+CD8^-$)释放各种细胞因子、活化单核巨噬细胞的作用，而导致毛细血管壁损伤。

3. 炎症细胞

中性粒细胞可通过补体系统活性成分(C_{3a}、C_{5a})的化学趋化作用、Fc受体及C_{3b}受体介导的免疫黏附作用及毛细血管内皮细胞损伤释放的细胞因子(如白细胞黏附因子)，而趋化到并聚集于毛细血管壁受损处，释放蛋白溶解酶、活性氧和炎性介质损伤毛细血管壁。

新月体内有大量的单核巨噬细胞，其浸润与化学趋化因子、黏附因子及骨桥蛋白相关。巨噬细胞既是免疫效应细胞也是炎症效应细胞。它可通过自身杀伤作用破坏毛细血管壁，也可通过产生大量活性氧、蛋白溶解酶及分泌细胞因子而损伤毛细血管壁；它还能刺激壁层上皮细胞增生及纤维蛋白沉积，从而促进新月体形成。

4. 炎性介质

在本病中T淋巴细胞、单核巨噬细胞，中性粒细胞，肾小球系膜细胞，上皮细胞及内皮细胞均可释放各自的炎性介质，它们在RPGN的发病中起着重要作用。已涉及本病的炎症介质包括：补体成分(C_{3a}、C_{5a}、膜攻击复合体C_{5b-9}等)，白介素($IL-1$、$IL-2$、$IL-4$、$IL-6$、$IL-8$)，生长因子(转化生长因子$TGF-\beta$、血小板源生长因子$PDGF$、成纤维细胞生长因子FGF等)，肿瘤坏死因子($TNF-\alpha$)，干扰素($IFN-\beta$，$IFN-\gamma$)，细胞黏附分子(细胞间黏附分子$ICAM$、血管细胞黏附分子$VCAM$)及趋化因子，活性氧(超氧阴离子O_2^-、过氧化氢H_2O_2、羟自由基HO^-、次卤酸如次氯酸$HClO$)，一氧化氮(NO)，花生四烯酸环氧化酶代谢产物(前列腺素PGE_2、PGF_2、PGI_2及血栓素TXA_2)和酯氧化酶代谢产物(白三烯LTC_4、LTD_4)，血小板活化因子(PAF)等。炎性介质具有网络性、多效性和多源性特点。作用时间短且局限，多通过相应受体发挥致病效应。

综上所述，在RPGN发病机制中，致肾小球毛细血管壁损伤(GBM断裂)的过程，既有免疫机制(包括细胞免疫及体液免疫)也有炎性机制参与。今后继续对各种炎性介质的致病作用进行深入研究，将有助于从分子水平阐明本病发病机制，也能为本病治疗提供新的思路和线索。

(二)发病机制研究的进展

近年，RPGN发病机制的研究有很大进展，本文将着重对抗GBM抗体及ANCA致病机制的某些研究进展作简介。

1. 抗肾小球-基底膜抗体新月体肾炎

(1)抗原位点：GBM 与肺泡基底膜中的胶原Ⅳ分子，由 α_3、α_4 和 α_5 链构成呈三股螺旋排列，其终端膨大呈球形非胶原区(NC_1 区)，两个胶原Ⅳ分子的终端球形非胶原区头对头地相互交联形成六聚体结构。原来已知抗 GBM 抗体的靶抗原为胶原Ⅳ α_3 链的 NC_1 区。即 α_3(Ⅳ)NC_1，它有两个抗原决定簇，被称为 E_A(氨基酸顺序 17-31)及 E_B(氨基酸顺序 127-141)；而近年发现胶原Ⅳ α_5 链的 NC_1 区，α_5(Ⅳ)NC_1，也是抗 GBM 抗体的靶抗原，同样可以引起抗 GBM 病。

在正常的六聚体结构中，两个头对头交联的 α_3(Ⅳ)NC_1 形成双聚体，抗原决定簇隐藏于中不暴露，故不会诱发抗 GBM 抗体。在某些外界因素作用下(如震波碎石、呼吸道吸入烃、有机溶剂或香烟)，此双聚体被解离成单体，隐藏的抗原决定簇暴露，即可诱发自身免疫形成抗 GBM 抗体。

(2)抗体滴度与抗体亲和力：抗 GBM 抗体主要为 IgG_1 亚型(91%)，其次是 IgG_4 亚型(73%)，IgG_4 亚型并不能从经典或旁路途径激活补体，因此在本病中的致病效应尚欠清。北京大学第一医院所进行的研究已显示，抗 GBM 抗体亲和力和滴度与疾病病情及预后密切相关。2005年他们报道抗 GBM 抗体亲和力与肾小球新月体数量相关，抗体亲和力越高，含新月体的肾小球就越多，肾损害越重。2009 年他们又报道，循环中抗 E_A 或(和)E_B 抗体滴度与疾病严重度和疾病最终结局相关，抗体滴度高的患者，诊断时的血清肌酐水平及少尿发生率高，最终进入终末肾衰竭或死亡者多。此外，北京大学第一医院还在少数正常人的血清中检测出 GBM 抗体，但此天然抗体的亲和力和滴度均低，且主要为 IgG_2 亚型及 IgG_4 亚型，这种天然抗体与致病抗体之间的关系值得深入研究。

(3)细胞免疫：动物实验模型研究已显示，在缺乏抗 GBM 抗体的条件下，将致敏的 T 细胞注射到小鼠或大鼠体内，小鼠或大鼠均会出现无免疫球蛋白沉积的新月体肾炎。α_3(Ⅳ)NC_1 中的多肽序列——pCol(28-40)多肽，或与 pCol(28-40)多肽序列类似的细菌多肽片段均能使 T 细胞致敏。

动物实验还显示，$CD4^+T$ 细胞，特别是 Th_1 和 Th17 细胞，是致新月体肾炎的重要反应细胞；近年，$CD8^+T$ 细胞也被证实为另一个重要反应细胞，给 WKY 大鼠腹腔注射抗 CD8 单克隆抗体能有效地预防和治疗抗 GBM 病，减少肾小球内抗 GBM 抗体沉积及新月体形成。对抗 GBM 病患者的研究还显示，$CD4^+CD25^+$ 调节 T 细胞能在疾病头 3 个月内出现，从而抑制 $CD4^+T$ 细胞及 $CD8^+T$ 细胞的致病效应。

(4)遗传因素：对抗 GBM 病遗传背景的研究已显示，本病与主要组织相容性复合物(MHCO)Ⅱ类分子基因具有很强的正性或负性联系。

2.抗中性白细胞胞浆抗体相关性新月体肾炎

(1)抗体作用：近年对 ANCA 的产生及其致病机制有了较清楚了解。感染释放的肿瘤坏死因子 α(TNF-α)及白介素 1(IL-1)等前炎症细胞因子，能激发中性粒细胞使其胞浆内的髓过氧化物酶(MPO)及蛋白酶 3(PR_3)转移至胞膜，刺激 ANCA 产生。ANCA 的(Fab)2 段与细胞膜表面表达的上述靶抗原结合，而 Fc 段又与其他中性粒细胞表面的 Fc 受体结合，致使中性粒细胞激活。激活的中性粒细胞能高表达黏附分子，促其黏附于血管内皮细胞，还能释放活性氧及蛋白酶(包括 PR_3)，损伤内皮细胞，导致血管炎发生。

(2)补体作用：补体系统在本病中的作用，近来才被阐明。现已知中性粒细胞活化过程中释放的某些物质，能促进旁路途径的 C_3 转化酶 $C_{3b}Bb$ 形成，从而激活补体系统，形成膜攻击复合体 C_{5b-9}，杀伤血管内皮细胞；而且，补体活化产物 C_{3a} 和 C_{5a} 还能趋化更多的中性粒细胞聚集到炎症局部，进一步扩大炎症效应。

(3)遗传因素：对 ANCA 相关小血管炎候选基因的研究很活跃。对 MHC Ⅱ类分子基因的研究显示，HLA-DPBA*0401 与肉芽肿多血管炎(原称韦格纳肉芽肿)易感性强相关，而 HLA-DR4 及 HLA-DR6 与各种 ANCA 相关小血管炎的易感性均相关。

此外，还发现不少基因与 ANCA 相关小血管炎易感性相关，这些基因编码的蛋白能参与免疫及炎症反应，如 CTLA4(其编码蛋白能抑制 T 细胞功能)，PTPN22(其编码蛋白具有活化 B 细胞功能)，IL-2RA(此基因编码高亲和力的白介素-2 受体)，AATZ 等位基因(α 抗胰蛋白酶能抑制 PR$_3$ 活性，减轻 PR$_3$ 所致内皮损伤。编码 α-抗胰蛋白酶的基因具有高度多态性，其中 AATZ 等位基因编码的 α 抗胰蛋白酶活性低，抑制 PR$_3$ 能力弱)。

总之，对 RPGN 发病机制的研究，尤其在免疫反应及遗传基因方面的研究，进展很快，应该密切关注。

二、急进性肾炎的表现、诊断及鉴别诊断

(一)病理表现

确诊 RPGN 必须进行肾活检病理检查，如前所述，只有病理诊断新月体肾炎，RPGN 才能成立。光学显微镜下见到 50% 以上的肾小球具有大新月体(占据肾小囊切面 50% 以上面积)，即可诊断新月体肾炎。依据新月体组成成分的不同，又可进一步将其分为细胞新月体、细胞纤维新月体和纤维新月体。细胞新月体是活动性病变，病变具有可逆性，及时进行治疗此新月体有可能消散；而纤维新月体为慢性化病变，已不可逆转。

免疫荧光检查可进一步对 RPGN 进行分型：Ⅰ型(抗 GBM 抗体型)IgG 和 C$_3$ 沿肾小球毛细血管壁呈线状沉积，有时也沿肾小管基底膜沉积。Ⅱ型(免疫复合物型)——免疫球蛋白及 C$_3$ 于肾小球系膜区及毛细血管壁呈颗粒状沉积。Ⅲ型(寡免疫复合物型)——免疫球蛋白和补体均阴性，或非特异微弱沉积。

以免疫病理为基础的上述 3 种类型新月体肾炎，在光镜及电镜检查上也各有其自身特点。Ⅰ型 RPGN 多为一次性突然发病，因此光镜下新月体种类(指细胞性，细胞纤维性或纤维性)较均一疾病早期有时还能见到毛细血管襻节段性纤维素样坏死；电镜下无电子致密物沉积，常见基底膜断裂。Ⅱ型 RPGN 的特点是光镜下肾小球毛细血管内细胞(指系膜细胞及内皮细胞)增生明显，纤维素样坏死较少见；电镜下可见肾小球内皮下及系膜区电子致密物沉积。Ⅲ型 RPGN 常反复发作，因此光镜下新月体种类常多样化、细胞性、细胞纤维性及纤维性新月体混合存在，而且疾病早期肾小球毛细血管襻纤维素样坏死常见；电镜下无电子致密物沉积。另外，各型 RPGN 早期肾间质均呈弥漫性水肿，伴单个核细胞(淋巴及单核细胞)及不同程度的多形核细胞浸润，肾小管上皮细胞空泡及颗粒变性；疾病后期肾间质纤维化伴肾小管萎缩；Ⅲ型 RPGN 有时还能见到肾脏小动脉壁纤维素样坏死。曾有学者将血清 ANCA 检测与上述免疫病理检查结果结合起来对 RPGN 进行新分型，分为如下 5 型：新Ⅰ型及Ⅱ型与原Ⅰ型及Ⅱ型相同，新Ⅲ型为原Ⅲ型中血清 ANCA 阳性者(约占原Ⅲ型病例的 80%)，Ⅳ型为原Ⅰ型中血清 ANCA 同时阳性者(约占原Ⅰ型病例的 30%)，Ⅴ型为原Ⅲ型中血清 ANCA 阴性者(约占原Ⅲ型病例的 20%)。以后临床实践发现原Ⅱ型中也有血清 ANCA 阳性者，但是它未被纳入新分型。

(二)临床表现

本病的基本临床表现如下。①可发生于各年龄段及不同性别：国内北京大学第一医院资料显示Ⅰ型 RPGN(包括合并肺出血的 Goodpasture 综合征)以男性患者为主，具有青年(20～39 岁，占 40.3%)及老年(60～79 岁，占 24.4%)两个发病高峰。而Ⅱ型以青中年和女性多见，Ⅲ型以中老年和男性多见。②起病方式不一，病情急剧恶化：可隐匿起病或急性起病，呈现急性肾炎综合征(镜下血尿或肉眼血尿、蛋白尿、水肿及高血压)，但在疾病某一阶段病情会急剧恶化，血清肌酐(SCr)于数周内迅速升高。出现少尿或无尿，进入肾衰竭。而急性肾炎起病急，多在数天内达到疾病顶峰，数周内缓解，可与本病鉴别。③伴或不伴肾病综合征：Ⅰ型很少伴随肾病综合征，Ⅱ型及Ⅲ型肾病综合征常见。随肾功能恶化常出现中度贫血。④疾病复发：Ⅰ型很少复发，Ⅲ型(尤其由 ANCA 引起者)很易复发。

下列实验室检查有助于 RPGN 各型鉴别。①血清抗 GBM 抗体。Ⅰ型 RPGN 患者全部阳性。

②血清 ANCA。约 80%的Ⅲ型 RPGN 患者阳性，提示小血管炎致病。③血清免疫复合物增高及补体 C_3 下降。仅见于少数Ⅱ型 RPGN 患者，诊断意义远不如杭 GBM 抗体及 ANCA。

(三)诊断及鉴别诊断

本病的疗效和预后与能否及时诊断密切相关，而及时诊断依赖于医师对此病的早期识别能力，和实施包括肾活检在内的检查。临床上呈现急性肾炎综合征表现(血尿、蛋白尿、水肿和高血压)的患者，数周内病情未见缓解(急性肾炎在 2～3 周内就会自发利尿，随之疾病缓解)，SCr 反而开始升高，就要想到此病可能。不要等肾功能继续恶化至出现少尿或无尿(出现少尿或无尿才开始治疗，疗效将很差)，而应在 SCr"抬头"之初，就及时给患者进行肾活检病理检查。肾活检是诊断本病最重要的检查手段，因为只有病理诊断新月体肾炎，临床才能确诊 RPGN；同时肾活检还能指导制订治疗方案(分型不同，治疗方案不同，将于后述)和判断预后(活动性病变为主预后较好，慢性化病变为主预后差)。无条件做肾活检的医院应尽快将患者转往能做肾活检的上级医院，越快越好。

RPGN 确诊后，还应根据是否合并系统性疾病(如系统性红斑狼疮、过敏性紫癜等)来区分原发性 RPGN 及继发性 RPGN；并根据肾组织免疫病理检查及血清相关抗体(抗 GBM 抗体、ANCA)检验来对原发性 RPGN 进行分型。

三、急进性肾炎的治疗

(一)治疗现状

随着发病机制研究的深入和治疗手段的进步，RPGN 的短期预后较以往已有明显改善。Ⅰ型 RPGN 患者的 1 年存活率已达 70%～80%，肾脏 1 年存活率达 25%，而出现严重肾功能损害的Ⅲ型 RPGN 患者 1 年缓解率可达 57%，已进行透析治疗的患者 44%可脱离透析。但要获得长期预后的改善，还需要进行更多研究。

由于本病是免疫介导性炎症疾病，所以主要治疗仍是免疫抑制治疗。临床治疗分为诱导缓解治疗和维持缓解治疗两个阶段，前者又包括强化治疗(如血浆置换治疗、免疫吸附治疗及甲泼尼龙冲击治疗等)及基础治疗(糖皮质激素、环磷酰胺或其他免疫抑制剂治疗)。

(二)各型急进性肾炎的治疗方案

1.抗肾小球基底膜型(Ⅰ型)急进性肾炎

由于本病相对少见，且发病急、病情重、进展快，因此很难进行前瞻性随机对照临床试验，目前的治疗方法主要来自于小样本的治疗经验总结。此病的主要治疗为血浆置换(或免疫吸附)、糖皮质激素(包括大剂量甲泼尼龙冲击及泼尼松口服治疗)及免疫抑制剂(首选环磷酰胺)治疗，以迅速清除体内致病抗体和炎性介质，并阻止致病抗体再合成。

2012 年 KDIGO 制订的"肾小球疾病临床实践指南"对于抗 GBM 型 RPGN 推荐的治疗意见及建议如下。①推荐：除就诊时已依赖透析及肾活检示 100%新月体的患者外，所有抗 GBM型 RPGN 患者均应接受血浆置换，环磷酰胺和糖皮质激素治疗(证据强度 1B)。临床资料显示，就诊时已依赖透析及肾活检示 85%～100%肾小球新月体的患者上述治疗已不可能恢复肾功能，而往往需要长期维持性肾脏替代治疗。②建议：本病一旦确诊就应立即开始治疗。甚至高度怀疑本病在等待确诊期间，即应开始大剂量糖皮质激素及血浆置换治疗(无证据等级)。③推荐：抗 GBM 新月体肾炎不用免疫抑制剂做维持治疗(1C)。

药物及血浆置换的具体应用方案如下：

糖皮质激素：第 0～2 周，甲泼尼龙 500～1000mg/d 连续 3 天静脉滴注，此后口服泼尼松 1mg/(kg·d)，最大剂量 80mg/d(国内最大剂量常为 60mg/d)。第 2～4 周，0.6mg/(kg·d)；第 4～8 周，0.4mg/(kg·d)；第 8～10 周，30mg/d；第 10～11 周，25mg/d；第 11～12 周，20mg/d；第 12～13 周，17.5mg/d；第 13～14 周，15mg/d；第 14～15 周，12.5mg/d；第 15～16 周，10mg/d；第 16 周，标准体重<70kg 者为 7.5mg/d，标准体重≥70kg 者为 10mg/d，

服用 6 个月后停药。

环磷酰胺：2mg/(kg·d)口服，3 个月。

血浆置换：每天用 5%人血清蛋白置换患者血浆 4L，共 14 天，或直至抗 GBM 抗体转阴。对有肺出血或近期进行手术(包括肾活检)的患者，可在置换结束时给予 150～300mL 新鲜冰冻血浆。有学者认为，可根据病情调整血浆置换量(如每次 2L)，置换频度(如隔日 1 次)及置换液(如用较多的新鲜冰冻血浆)。有条件时，还可以应用免疫吸附治疗。此外，国内不少单位应用双重血浆置换，它也能有效清除抗 GBM 抗体，在血浆清蛋白及新鲜冰冻血浆缺乏时也可考虑应用。队列对照研究表明，用血浆置换联合激素及免疫抑制剂治疗能提高患者存活率。

英国(71 例，2001 年报道)和中国(176 例，2011 年报道)两个较大样本的回顾性研究显示，早期确诊、早期治疗是提高疗效的关键。影响预后的因素有抗 GBM 抗体水平、血肌酐水平及是否出现少尿或无尿等。

2.寡免疫复合物型(Ⅲ型)急进性肾炎

近十余年来许多前瞻性多中心的随机对照临床研究已对本病的治疗积累了宝贵经验，本病治疗分为诱导缓解治疗和维持缓解治疗两个阶段。2012 年 KDIGO 制订的"肾小球疾病临床实践指南"对于 ANCA 相关性 RPGN 治疗的推荐意见及建议如下：

(1)诱导期治疗：推荐，用环磷酰胺及糖皮质激素作为初始治疗(证据强度 1A)。环磷酰胺禁忌的患者，可改为利妥昔单抗及糖皮质激素治疗(证据强度 1B)。对已进行透析或血肌酐上升迅速的患者，需同时进行血浆置换治疗(证据强度 1C)。

建议：对出现弥漫肺泡出血的患者，宜同时进行血浆置换治疗(证据强度 2C)。ANCA 小血管炎与抗 GBM 肾小球肾炎并存时，宜同时进行血浆置换治疗(证据强度 2D)。

药物及血浆置换的具体应用方案如下：

环磷酰胺：①静脉滴注方案。0.75g/m²，每 3～4 周静脉滴注 1 次；年龄>60 岁或肾小球滤过率<20mL/(min·1.73m²)的患者，减量为 0.5g/m²。②口服方案。1.5～2mg/(kg·d)，年龄>60 岁或肾小球滤过率<20mL/(min·1.73m²)的患者，应减少剂量。应用环磷酰胺治疗时，均需维持外周血白细胞>3×10⁹/L。

糖皮质激素：甲泼尼龙 500mg/d，连续 3 天静脉滴注；泼尼松 1mg/(kg·d)口服，最大剂量 60mg/d，连续服用 4 周。3～4 个月内逐渐减量。

血浆置换：每次置换血浆量为 60mL/kg，两周内置换 7 次；如有弥漫性肺出血则每日置换 1 次，出血停止后改为隔日置换 1 次，总共 7～10 次；如果合并抗 GBM 抗体则每日置换 1 次，共 14 次或至抗 GBM 抗体转阴。

已有几个随机对照临床试验比较了利妥昔单抗与环磷酰胺治疗 ANCA 相关小血管炎的疗效及不良反应，两药均与糖皮质激素联合应用，所获结果相似，而利妥昔单抗费用昂贵。

当患者不能耐受环磷酰胺时，吗替麦考酚酯是一个备选的药物。小样本前瞻队列研究(17例)和随机对照研究(35 例)显示，吗替麦考酚酯在诱导 ANCA 相关小血管炎缓解上与环磷酰胺疗效相近。

(2)维持期治疗：对诱导治疗后病情已缓解的患者，推荐进行维持治疗，建议至少治疗18 个月；对于已经依赖透析的患者或无肾外疾病表现的患者，不做维持治疗。

维持治疗的药物如下。①推荐硫唑嘌呤 1～2mg/(kg·d)口服(证据强度 1B)。②对硫唑嘌呤过敏或不耐受的患者，建议改用吗替麦考酚酯口服，剂量用至 1g 每日 2 次(证据强度2C)(国内常用剂量为 0.5g 每日 2 次)。③对前两药均不耐受且肾小球滤过率≥60mL/(min·1.73m²)的患者，建议用甲氨蝶呤治疗，口服剂量每周 0.3mg/kg，最大剂量每周25mg(证据强度 1C)。④有上呼吸道疾病的患者，建议辅以复方甲噁唑口服治疗(证据强度 2B)。⑤不推荐用依那西普(为肿瘤坏死因子 α 拮抗剂)做辅助治疗(证据强度 1A)。

除上述指南推荐及建议的药物外,临床上还有用他克莫司或来氟米特进行维持治疗的报道。

ANCA 小血管炎有较高的复发率,有报道其 1 年复发率为 34%,5 年复发率为 70%,维持期治疗是为了减少疾病的复发,但是目前的维持治疗方案是否确能达到上述目的仍缺乏充足证据,而且长期维持性治疗是否会潜在地增加肿瘤及感染的风险也需要关注。已经启动的为期 4 年的 REMAIN 研究有可能为此提供新的循证证据。

3.免疫复合物型(Ⅱ型)急进性肾炎

Ⅱ型 RPGN(如 IgA 肾病新月体肾炎)可参照Ⅲ型 RPGN 的治疗方案进行治疗,即用甲泼尼龙冲击做强化治疗,并以口服泼尼松及环磷酰胺做基础治疗。对环磷酰胺不耐受者,也可以考虑换用其他免疫抑制剂。

总之,在治疗 RPGN 时,一定要根据疾病类型及患者具体情况(年龄、体表面积、有无相对禁忌证等)来个体化地制订治疗方案,而且在实施治疗过程中还要据情实时调整方案。另外,一定要熟悉并密切监测各种药物及治疗措施的不良反应,尤其要警惕各种病原体导致的严重感染,避免盲目"过度治疗"。最后,对已发生急性肾衰竭的患者,要及时进行血液净化治疗,以维持机体内环境平衡,赢得治疗时间。

第二节　原发性肾病综合征

一、原发性肾病综合征的诊断

(一)肾病综合征的概念及分类

肾病综合征(nephrotic syndrome, NS)系指各种原因导致的大量蛋白尿(>3.5g/d)、低蛋白血症(<30g/L)、水肿和(或)高脂血症。其中大量蛋白尿和低蛋白血症是诊断的必备条件,具备这两条再加水肿或(和)高脂血症 NS 诊断即可成立。

NS 可分为原发性、继发性和遗传性三大类(也有学者将遗传性归入继发性 NS)。继发性 NS 很常见,在我国常由糖尿病肾病、狼疮性肾炎,乙肝病毒相关性肾炎、过敏性紫癜性肾炎、恶性肿瘤相关性肾小球病、肾淀粉样变性和汞等重金属中毒引起。遗传性 NS 并不多见,在婴幼儿主要见于先天性 NS(芬兰型及非芬兰型),此外,少数 Alport 综合征患者也能呈现 NS。

(二)原发性肾病综合征的诊断及鉴别诊断

原发性 NS 是原发性肾小球疾病的最常见临床表现。符合 NS 诊断标准,并能排除各种病因的继发性 NS 和遗传性疾病所致 NS,方可诊断原发性 NS。

如下要点能帮助原发性与继发性 NS 鉴别:

1.临床表现

应参考患者的年龄、性别及临床表现特点,有针对性地排除继发性 NS,例如,儿童应重点排除乙肝病毒相关性肾炎及过敏性紫癜肾炎所致 NS;老年患者则应着重排除淀粉样性肾病、糖尿病肾病及恶性肿瘤相关性肾小球病所致 NS;女性,尤其青中年患者均需排除狼疮性肾炎;对于使用不合格美白或祛斑美容护肤品病理诊断为肾小球微小病(minimal change disease, MCD)或膜性肾病(membranous nephropathy, MN)的年轻女性 NS 患者,应注意排除汞中毒可能。认真进行系统性疾病的有关检查,而且必要时进行肾穿刺病理活检可资鉴别。

2.病理表现

原发性 NS 的主要病理类型为 MN(常见于中老年患者)、MCD(常见于儿童及部分老年患者)及局灶节段性肾小球硬化(focal segmental glomerular sclerosis, FSGS),另外,某些增生性肾小球肾炎如 IgA 肾病、系膜增生性肾炎、膜增生性肾炎、新月体肾炎等也能呈现 NS 表现。各种继发性肾小球疾病的病理表现，在多数情况下与这些原发性肾小球疾病病理表现不同，再结合临床表现进行分析，鉴别并不困难。

近年，利用免疫病理技术鉴别原发性(或称特发性)MN 与继发性 MN(在我国常见于狼疮性 MN，乙肝病毒相关性 MN、恶性肿瘤相关性 MN 及汞中毒相关性 MN 等)已有较大进展。现在认为，原发性 MN 是自身免疫性疾病，其中抗足细胞表面的磷脂酶 A_2 受体(phospholipase A_2 rreceptor, PLA_2R)抗体是重要的自身抗体之一，它主要以 IgG，形式存在，但是外源性抗原及非肾自身抗原诱发机体免疫反应导致的继发性 MN 却并非如此。基于上述认识，现在已用抗 IgG 亚类(包括 IgG_1、IgG_2、IgG_3 和 IgG_4)抗体及抗 PLA_2R 抗体对肾组织进行免疫荧光或免疫组化检查，来帮助鉴别原，继发性 MN。

国内外研究显示，原发性 MN 患者肾小球毛细血管壁上沉积的 IgG 亚类主要是 IgG_4，并常伴 PLA_2R 沉积；而狼疮性 MN 及乙肝病毒相关性 MN 肾小球毛细血管壁上沉积的 IgG 主要是 IgG_1、IgG_2 或 IgG_3，且不伴 PLA_2R 沉积；恶性肿瘤相关性 MN 及汞中毒相关性 MN 毛细血管壁上沉积的 IgG 亚类也非 IgG_4 为主，有否 PLA_2R 沉积？目前尚无研究报道。不过，并非所有检测结果都绝对如此，文献报道原发性 MN 患者肾小球毛细血管壁上以 IgG_4 亚类沉积为主者占 81%～100%，有 PLA_2R 沉积者占 69%～96%，所以仍有部分原发性 MN 患者可呈阴性结果，另外阳性结果也与继发性 MN 存在一定交叉。为此 IgG 亚类及 PLA_2R 的免疫病理检查结果仍然需要再进行综合分析，才能最后判断它在鉴别原、继发 MN 上的意义。

3.实验室检查

近年来，研究还发现一些原发性肾小球疾病病理类型的血清标志物，它们在一定程度上对鉴别原发性与继发性 NS 也有帮助。

(1)血清 PLA_2R 抗体：美国 Beck 等研究显示 70%的原发性 MN 患者血清中含有抗 PLA_2R 抗体，而狼疮性肾炎、乙肝病毒相关性肾炎等继发性 MN 患者血清无此抗体，显示此抗体对于原发性 MN 具有较高的特异性。此后欧洲及中国的研究显示，原发性 MN 患者血清 PLA_2R 抗体滴度还与病情活动度相关，病情缓解后抗体滴度降低或消失，复发时滴度再升高。不过，在原发性 MN 患者中，此血清抗体的阳性率为 57%～82%，所以阴性结果仍不能除外原发性 MN。

(2)可溶性尿激酶受体(soluble urokinase receptor, suPAR)：Wei 等检测了 78 例原发性 FSGS、25 例 MCD、16 例 MN、7 例先兆子痫和 22 例正常人血清中 suPAR 的浓度，结果发现原发性 FSGS 患者血清 suPAR 浓度明显高于正常对照和其他肾小球疾病的患者，提示 suPAR 可能是原发性 FSGS 的血清学标志物。Huang 等的研究基本支持 Wei 的看法，同时发现随着 FSGS 病情缓解，血清 suPAR 水平也明显降低，但是他们的研究结果并不认为此检查能鉴别原发性及继发性 FSGS。为此，今后还需要更多的研究来进一步验证。就目前已发表的资料看，约 2/3 原发性 FSGS 患者血清 suPAR 抗体阳性，但是其检测结果与其他肾小球疾病仍有一定重叠，这些在分析试验结果时应该注意。

二、原发性肾病综合征的治疗

(一)治疗原则

原发性 NS 的治疗原则主要有以下内容。

1.主要治疗

原发性 NS 的主要治疗药物是糖皮质激素(以下简称激素)和(或)免疫抑制剂，但是具体应用时一定要有区别地个体化地制定治疗方案。原发性 NS 的不同病理类型在药物治疗反应、肾损害进展速度及 NS 缓解后的复发上都存在很大差别，所以，首先应根据病理类型及病变程度来有区别地实施治疗；另外，还需要参考患者年龄、体重、有无激素及免疫抑制剂使用禁忌证、是否有生育需求、个人意愿采取不同的用药。有区别地个体化地制定激素和(或)

免疫抑制剂的治疗方案,是现代原发性 NS 治疗的重要原则。

2.对症治疗

水肿(重时伴腹水及胸腔积液)是 NS 患者的常见症状,利尿治疗是主要的对症治疗手段。利尿要适度,以每日体重下降 0.5～1.0kg 为妥。如果利尿过猛可导致电解质紊乱、血栓栓塞及肾前性急性肾损害(acute kidney injury,AKI)。

3.防治并发症

加强对感染、血栓栓塞,蛋白质缺乏、脂代谢紊乱及 AKI 等并发症的预防与治疗。

4.保护肾功能

要努力防治疾病本身及治疗措施不当导致的肾功能恶化。

(二)具体治疗药物及措施

1.免疫抑制治疗

(1)糖皮质激素:对免疫反应多个环节都有抑制作用;①能抑制巨噬细胞对抗原的吞噬和处理。②抑制淋巴细胞 DNA 合成和有丝分裂,破坏淋巴细胞,使外周淋巴细胞数量减少。③抑制辅助性 T 细胞和 B 细胞,使抗体生成减少。④抑制细胞因子如 IL-2 等生成,减轻效应期的免疫性炎症反应等。激素于 20 世纪 50 年代初开始应用于原发性 NS 治疗,至今仍是最常用的免疫抑制治疗药物。我国在原发性 NS 治疗中激素的使用原则是:①起始足量。常用药物为泼尼松(或泼尼松龙)每日 1mg/kg(最高剂量 60mg/d),早晨顿服,口服 8～12 周,必要时可延长至 16 周(主要适用于 FSGS 患者)。②缓慢减药。足量治疗后每 2～3 周减原用量的 10%左右,当减至 20mg/d 左右 NS 易反复,应更缓慢减量。③长期维持。最后以最小有效剂量(10mg/d 左右)再维持半年或更长时间,以后再缓慢减量至停药。这种缓慢减药和维持治疗方法可以巩固疗效、减少 NS 复发,更值得注意的是这种缓慢减药方法是预防肾上腺皮质功能不全或危象的较为有效方法。激素是治疗原发性 NS 的"王牌",但是不良反应也很多包括感染、消化道出血及溃疡穿孔、高血压、水钠潴留、升高血糖、降低血钾、股骨头坏死、骨质疏松,精神兴奋,库欣综合征及肾上腺皮质功能不全等,使用时应密切监测。

(2)环磷酰胺:此药是烷化剂类免疫抑制剂。破坏 DNA 的结构和功能,抑制细胞分裂和增殖,对 T 细胞和 B 细胞均有细胞毒性作用,由于 B 细胞生长周期长,故对 B 细胞影响大。是临床上治疗原发性 NS 最常用的细胞毒类药物,可以口服使用,也可以静脉注射使用,由于口服与静脉治疗疗效相似,因此治疗原发性 NS 最常使用的方法是口服。具体用法为,每日 2mg/kg(常用 100mg/d),分 2～3 次服用,总量 6～12g。

用药时需注意适当多饮水及避免睡前服药,并应对药物的各种不良反应进行监测及处理。常见的药物不良反应有骨髓抑制、出血性膀胱炎、肝损伤,胃肠道反应、脱发与性腺抑制(可能造成不育)。

(3)环孢素 A:环孢素 A 是由真菌代谢产物提取得到的 11 个氨基酸组成环状多肽,可以人工合成。能选择性抑制 T 辅助细胞及 T 细胞毒效应细胞,选择性抑制 T 辅助性细胞合成 IL-2,从而发挥免疫抑制作用。不影响骨髓的正常造血功能,对 B 细胞、粒细胞及巨噬细胞影响小。已作为膜性肾病的一线用药,以及难治性 MCD 和 FSGS 的二线用药。常用量为每日 3～5mg/kg,分两次空腹口服,服药期间需监测药物谷浓度并维持在 100～200ng/mL。近年来,有研究显示用小剂量环孢素 A(每日 1～2mg/kg)治疗同样有效。该药起效较快,在服药 1 个月后可见到病情缓解趋势,3～6 个月后可以缓慢减量,总疗程为 1～2 年,对于某些难治性并对环孢素 A 依赖的病例,可采用小剂量每日 1～1.5mg/kg 维持相当长时间(数年)。若治疗 6 个月仍未见效果,再继续应用患者获得缓解机会不大,建议停用。当环孢素 A 与激素联合应用时,激素起始剂量常减半如泼尼松或泼尼松龙每日 0.5mg/kg。环孢素 A 的常见不良反应包括急性及慢性肾损害、肝毒性、高血压、高尿酸血症、多毛及牙龈增生等,其中造成肾损害的原因较多(如肾前性因素所致 AKI、慢性肾间质纤维化所致慢性肾功能不全等),

且有时此损害发生比较隐匿需值得关注。当血肌酐(SCr)较基础值增长超过 30%，不管是否已超过正常值，都应减少原药量的 25%～50% 或停药。

(4)他克莫司：他克莫司又称 FK-506，与红霉素的结构相似，为大环内酯类药物。其对免疫系统作用与环孢素 A 相似，两者同为钙调神经磷酸酶抑制剂，但其免疫抑制作用强，属高效新型免疫抑制剂。主要抑制 IL-2、IL-3 和干扰素 γ 等淋巴因子的活化和 IL-2 受体的表达，对 B 细胞和巨噬细胞影响较小。主要不良反应是糖尿病、肾损害、肝损害、高钾血症、腹泻和手颤。腹泻可以致使本药血药浓度升高，又可以是其一种不良反应，需要引起临床医师关注。该药物费用昂贵，是治疗原发性 NS 的二线用药。常用量为每日 0.05～0.1mg/kg，分两次空腹服用。服药物期间需监测药物谷浓度并维持在 5～10ng/mL，治疗疗程与环孢素 A 相似。

(5)吗替麦考酚酯：商品名骁悉。在体内代谢为吗替麦考酚酸，后者为次黄嘌呤单核苷酸脱氢酶抑制剂，抑制鸟嘌呤核苷酸的从头合成途径，选择性抑制 T、B 淋巴细胞，通过抑制免疫反应而发挥治疗作用。诱导期常用量为 1.5～2.0g/d，分 2 次空腹服用，共用 3～6 个月，维持期常用量为 0.5～1.0g/d，维持 6～12 个月。该药对部分难治性 NS 有效，但缺乏随机对照试验(RCT)的研究证据。该药物价格昂贵，由于缺乏 RCT 证据，现不作为原发性 NS 的一线药物，仅适用于一线药物无效的难治性病例。主要不良反应是胃肠道反应(腹胀、腹泻)、感染、骨髓抑制(白细胞减少及贫血)及肝损害。特别值得注意的是，在免疫功能低下患者应用吗替麦考酚酯，可出现卡氏肺孢子虫肺炎、腺病毒或巨细胞病毒等严重感染，甚至威胁生命。

(6)来氟米特：商品名爱若华是一种有效的治疗类风湿关节炎的免疫抑制剂，在国内其适应证还扩大到治疗系统性红斑狼疮。此药通过抑制二氢乳清酸脱氢酶活性，阻断嘧啶核苷酸的生物合成，从而达到抑制淋巴细胞增殖的目的。国外尚无使用来氟米特治疗原发性 NS 的报道，国内小样本针对 IgA 肾病合并 NS 的临床观察显示，激素联合来氟米特的疗效与激素联合吗替麦考酚酯的疗效相似，但是，后者本身在 IgA 肾病治疗中的作用就不肯定，因此，这个研究结果不值得推荐。新近一项使用来氟米特治疗 16 例难治性成人 MCD 的研究显示，来氟米特对这部分患者有效，并可以减少激素剂量。由于缺乏 RCT 研究证据，指南并不推荐用来氟米特治疗原发性 NS。治疗类风湿关节炎等病的剂量为 10～20mg/d，共用 6 个月，以后缓慢减量，总疗程为 1～1.5 年。主要不良反应为肝损害、感染和过敏，国外尚有肺间质纤维化的报道。

2.利尿消肿治疗

如果患者存在有效循环血容量不足，则应在适当扩容治疗后再予利尿剂治疗；如果没有有效循环血容量不足，则可直接应用利尿剂。

(1)利尿剂治疗：轻度水肿者可用噻嗪类利尿剂联合保钾利尿剂口服治疗，中、重度水肿伴或不伴体腔积液者，应选用襻利尿剂静脉给药治疗(此时肠道黏膜水肿，会影响口服药吸收)。襻利尿剂宜先从静脉输液小壶滴入一个负荷量(如呋塞米 20～40mg，使髓襻的药物浓度迅速达到利尿阈值)，然后再持续泵注维持量(如呋塞米 5～10mg/h，以维持髓襻的药物浓度始终在利尿阈值上)，如此才能获得最佳利尿效果。每日呋塞米的使用总量不超过 200mg。"弹丸"式给药间期髓襻药物浓度常达不到利尿阈值，此时会出现"利尿后钠潴留"(髓襻对钠重吸收增强，出现"反跳")，致使襻利尿剂的疗效变差。另外，现在还提倡襻利尿剂与作用于远端肾小管及集合管的口服利尿药(前者如氢氯噻嗪，后者如螺内酯及阿米洛利)联合治疗，因为应用襻利尿剂后，远端肾单位对钠的重吸收会代偿增强，使襻利尿剂利尿效果减弱，并用远端肾单位利尿剂即能克服这一缺点。

(2)扩容治疗：对于合并有效血容量不足的患者，可静脉输注胶体液提高血浆胶体渗透压扩容，从而改善肾脏血流灌注，提高利尿剂疗效。临床常静脉输注血浆代用品右旋糖酐来进行扩容治疗,应用时需注意:①用含糖而不用含钠的制剂,以免氯化钠影响利尿疗效。②应用分子量为20～40kDa的制剂(即低分子右旋糖酐),以获得扩容及渗透性利尿双重疗效。③用药不宜过频,剂量不宜过大。一般而言,可以一周输注2次,每次输注250mL,短期应用,而且如无利尿效果就应及时停药。盲目过大量、过频繁地用药可能造成肾损害(病理显示近端肾小管严重空泡变性呈"肠管样",化验血清肌酐增高,原来激素治疗敏感者变成激素抵抗,出现利尿剂抵抗)。④当尿量少于400mL/d时禁用,此时药物易滞留并堵塞肾小管,诱发急性肾衰竭。

由于人血制剂(血浆及清蛋白)来之不易,而且难以完全避免变态反应及血源性感染,因此在一般情况下不提倡用人血制剂来扩容利尿。只有当患者尿量少于400mL/d,又必须进行扩容治疗时,才选用血浆或清蛋白。

(3)利尿治疗疗效不好的原因:①有效血容量不足的患者,没有事先静脉输注胶体液扩容,肾脏处于缺血状态,对襻利尿剂反应差;而另一方面滥用胶体液包括血浆制品及血浆代用品导致严重肾小管损伤(即前述的肾小管呈"肠管样"严重空泡变性)时,肾小管对襻利尿剂可完全失去反应,常需数月时间,待肾小管上皮细胞再生并功能恢复正常后,才能重新获得利尿效果。②呋塞米的血浆蛋白(主要为清蛋白)结合率高达91%～97%。低清蛋白血症可使其血中游离态浓度升高,肝脏对其降解加速;另外,结合态的呋塞米又能随清蛋白从尿排出体外。因此,低清蛋白血症可使呋塞米的有效血浓度降低及作用时间缩短,故而利尿效果下降。③襻利尿剂没有按前述要求规范用药,尤其值得注意的是:中重度NS患者仍旧口服给药,肠黏膜水肿致使药物吸收差;间断静脉"弹丸"式给药,造成给药间期"利尿后钠潴留";不配合服用作用于远端肾单位的利尿药,削弱了襻利尿剂疗效。④NS患者必须严格限盐(摄取食盐2～3g/d),而医师及患者忽视限盐的现象在临床十分普遍,不严格限盐上述药物的利尿效果会显著减弱。临床上,对于少数利尿效果极差的难治性重度水肿患者,可采用血液净化技术进行超滤脱水治疗。

3.血管紧张素Ⅱ拮抗剂治疗

大量蛋白尿是NS的最核心问题,由它引发NS的其他临床表现(低蛋白血症、高脂血症、水肿和体腔积液)和各种并发症。此外,持续性大量蛋白尿本身可导致肾小球高滤过,增加肾小管蛋白重吸收,加速肾小球硬化,加重肾小管损伤及肾间质纤维化,影响疾病预后。因此减少尿蛋白在NS治疗中十分重要。

近年来,常用血管紧张素转换酶抑制剂(ACEI)或血管紧张素AT1受体阻断剂(ARB)作为NS患者减少尿蛋白的辅助治疗。研究证实,ACEI或ARB除具有降压作用外,还有确切的减少尿蛋白排泄(可减少30%～50%)和延缓肾损害进展的肾脏保护作用。其独立于降压的肾脏保护作用机制包括:①对肾小球血流动力学的调节作用。此类药物既扩张入球小动脉,又扩张出球小动脉,但是后一作用强于前一作用,故能使肾小球内高压、高灌注和高滤过降低,从而减少尿蛋白排泄,保护肾脏。②非血流动力学的肾脏保护效应。此类药能改善肾小球滤过膜选择通透性,改善足细胞功能,减少细胞外基质蓄积,故能减少尿蛋白排泄,延缓肾小球硬化及肾间质纤维化。因此,具有高血压或无高血压的原发性NS患者均宜用ACEI或ARB治疗,前者能获得降血压及降压依赖性肾脏保护作用,而后者可以获得非降压依赖性肾脏保护效应。

应用ACEI或ARB应注意如下事项:①NS患者在循环容量不足(包括利尿、脱水造成的血容量不足,及肾病综合征本身导致的有效血容量不足)情况下,应避免应用或慎用这类药物,以免诱发AKI。②肾功能不全或(和)尿量较少的患者服用这类药物,尤其与保钾利尿剂(螺内酯等)联合使用时,要监测血钾浓度,谨防高钾血症发生。③对激素及免疫抑制剂治疗敏感的患者,如MCD患者,蛋白尿能很快消失,无必要也不建议服用这类药物。④不推荐ACEI和ARB联合使用。

(三)不同病理类型的治疗方案

1.膜性肾病

应争取将 NS 治疗缓解或者部分缓解，无法达到时，则以减轻症状、减少尿蛋白排泄、延缓肾损害进展及防治并发症作为治疗重点。MN 患者尤应注意防治血栓栓塞并发症。

本病不提倡单独使用激素治疗；推荐使用足量激素（如泼尼松或泼尼松龙始量每日 1mg/kg）联合细胞毒类药物（环磷酰胺）治疗，或较小剂量激素（如泼尼松或泼尼松龙始量每日 0.5mg/kg）联合环孢素 A 或他克莫司治疗；激素相对禁忌或不能耐受者，也可以单独使用环孢素 A 或他克莫司治疗。对于使用激素联合环磷酰胺治疗无效的病例可以换用激素联合环孢素 A 或他克莫司治疗，反之亦然；对于治疗缓解后复发病例，可以重新使用原方案治疗。

2012 年 KDIGO 制定的肾小球肾炎临床实践指南，推荐 MN 所致 NS 患者应用激素及免疫抑制剂治疗的适应证如下：①尿蛋白持续超过 4g/d，或是较基线上升超过 50%，经抗高血压和抗蛋白尿治疗 6 个月未见下降（1B 级证据）。②出现严重的、致残的或威胁生命的 NS 相关症状（1C 级证据）。③诊断 MN 后的 6～12 个月内 SCr 上升≥30%，能除外其他原因引起的肾功能恶化（2C 级证据）。而出现以下情况建议不用激素及免疫抑制剂治疗：①SCr 持续＞3.5mg/dL（＞309μmol/L）或估算肾小球滤过率（eGFR）＜30mL/(min·1.73m^2)。②超声检查肾脏体积明显缩小（如长径＜8cm）。③合并严重的或潜在致命的感染。上述意见可供国人参考。

2.微小病变肾病

应力争将 NS 治疗缓解。本病所致 NS 对激素治疗十分敏感，治疗后 NS 常能完全缓解，但是缓解后 NS 较易复发，而且多次复发即可能转型为 FSGS，这必须注意。

初治病例推荐单独使用激素治疗；对于多次复发或激素依赖的病例，可选用激素与环磷酰胺联合治疗；担心环磷酰胺影响生育者或者经激素联合环磷酰胺治疗后无效或仍然复发者，可选用较小剂量激素（如泼尼松或泼尼松龙始量每日 0.5mg/kg）与环孢素 A 或他克莫司联合治疗，或单独使用环孢素 A 或他克莫司治疗；对于环磷酰胺、环孢素 A 或他克莫司等都无效或不能耐受的病例，可改用吗替麦考酚酯治疗。对于激素抵抗型患者需重复肾活检，以排除 FSGS。

3.局灶节段性肾小球硬化

应争取将 NS 治疗缓解或部分缓解，但是无法获得上述疗效时，则应改变目标将减轻症状、减少尿蛋白排泄、延缓肾损害进展及防治并发症作为治疗重点。既往认为本病治疗效果差，但是，近年来的系列研究显示约有 50%患者应用激素治疗仍然有效，但显效较慢。其中，顶端型 FSGS 的疗效与 MCD 相似。

目前，推荐使用足量激素治疗，如果 NS 未缓解，可持续足量服用 4 个月，完全缓解后逐渐减量至维持剂量，再服用 0.5～1 年；对于激素抵抗或激素依赖病例可以选用较小剂量激素（如泼尼松或泼尼松龙始量每日 0.5mg/kg）与环孢素 A 或他克莫司联合治疗，有效病例环孢素 A 可在减量至每日 1～1.5mg/kg 后，维持服用 1～2 年。激素相对禁忌或不能耐受者，也可以单独使用环孢素 A 或他克莫司治疗。不过对 SCr 升高及有较明显肾间质的患者，使用环孢素 A 或他克莫司要谨慎。应用细胞毒药物（如环磷酰胺）、吗替麦考酚酯治疗本病目前缺乏循证医学证据。

4.系膜增生性肾炎

非 IgA 肾病的系膜增生性肾炎在西方国家较少见，而我国病例远较西方国家多。本病所致 NS 的治疗方案，要据肾小球的系膜病变程度，尤其是系膜基质增多程度来决定。轻度系膜增生性肾炎所致 NS 的治疗目标及方案与 MCD 相同，且疗效及转归与 MCD 也十分相似；而重度系膜增生性肾炎所致 NS 可参考原发性 FSGS 的治疗方案治疗。

5.膜增生性肾炎

原发性膜增生性肾炎较少见，疗效很差。目前并无循证医学证据基础上的有效治疗方案可被推荐，临床上可以试用激素加环磷酰胺治疗，无效者还可试用较小量糖皮质激素加吗替麦考酚酯治疗。如果治疗无效，则应停用上述治疗。

6.IgA 肾病

约 1/4 IgA 肾病患者可出现大量蛋白尿(>3.5g/d)，而他们中仅约一半患者呈现 NS，现在认为，部分呈现 NS 的 IgA 肾病实际为 IgA 肾病与 MCD 的重叠(免疫荧光表现符合 IgA 肾病，而光镜及电镜表现支持 MCD)，这部分患者可参照 MCD 的治疗方案进行治疗，而且疗效及转归也与 MCD 十分相似；而另一部分患者是 IgA 肾病本身导致 NS(免疫荧光表现符合 IgA 肾病，光镜及电镜表现为增生性肾小球肾炎或 FSGS)，这部分患者似可参照相应的增生性肾小球肾炎及 FSGS 的治疗方案进行治疗。

应当指出的是，上述多数治疗建议是来自于西方国家的临床研究总结，值得从中借鉴，但是是否完全符合中国情况？这还必须通过我们自己的实践来进一步验证及总结，不应该教条地盲目应用。同时还应指出，上述治疗方案是依据疾病普遍性面对群体制订的，而在临床实践中患者情况多种多样，必须具体问题具体分析，个体化地实施治疗。

(四)难治性肾病综合征的治疗

1.难治性肾病综合征的概念

目前，尚无难治性 NS 一致公认的定义。一般认为，难治性 NS 包括激素抵抗性、激素依赖性及频繁复发性的原发性 NS。激素抵抗性 NS 系指用激素规范化治疗 8 周(FSGS 病例需 16 周)仍无效者；激素依赖性 NS 系指激素治疗缓解病例，在激素撤减过程中或停药后 14 天内 NS 复发者；频繁复发性 NS 系指经治疗缓解后半年内复发≥2 次，或 1 年内复发≥3 次者。难治性肾病综合征的患者由于病程较长，病情往往比较复杂，临床治疗上十分棘手。

2.难治性肾病综合征的常见原因

遇见难治性 NS 时，应仔细寻找原因。可能存在如下原因：

(1)诊断错误：误将一些继发性肾病(如淀粉样变性肾病等)和特殊的原发性肾病(如脂蛋白肾病、纤维样肾小球病等)当成了普通原发性肾小球疾病应用激素治疗，当然不能取得满意疗效。

(2)激素治疗不规范。包括：①重症 NS 患者仍然口服激素治疗，由于肠黏膜水肿药物吸收差，激素血浓度低影响疗效。②未遵守"足量，慢减，长期维持"的用药原则，例如始量不足、"阶梯式"加量，或减药及停药过早过快，都会降低激素疗效。③忽视药物间相互作用，例如卡马西平和利福平等药能使泼尼松龙的体内排泄速度增快，血药浓度降低过快，影响激素治疗效果。

(3)静脉输注胶体液不当：前文已叙，过频输注血浆制品或血浆代用品导致肾小管严重损伤(肾小管呈"肠管样"严重空泡变性)时，患者不但对利尿剂完全失去反应，而且原本激素敏感的病例(如 MCD)也可能变成激素抵抗。

(4)肾脏病理的影响：激素抵抗性 NS 常见于膜增生性肾炎及部分 FSGS 和 MN；频繁复发性 NS 常见于 MCD 及轻度系膜增生性肾炎(包括 IgA 肾病及非 IgA 肾病)，而它们多次复发后也容易变成激素依赖性 NS，甚至转换成 FSGS 变为激素抵抗。

(5)并发症的影响：NS 患者存在感染、肾静脉血栓、蛋白营养不良等并发症时，激素疗效均会降低。年轻患者服激素后常起痤疮，痤疮上的"脓头"就能显著影响激素疗效，需要注意。

(6)遗传因素：近十余年研究发现，5%～20%的激素抵抗性 NS 患者的肾小球足细胞存在某些基因突变，它们包括导致 nephrin 异常的 NPHS1 基因突变、导致 podocin 异常的 NPHS2 基因突变、导致 CD2 相关蛋白异常的 CD2AP 基因突变、导致细胞骨架蛋白 α-辅肌动蛋白4(α-ractinin4)异常的 ACTIN4 基因突变，以及导致 WT-1 蛋白异常的 WT-1 基因突变等。

3.难治性肾病综合征的治疗对策

难治性 NS 的病因比较复杂，有的病因如基因突变难以克服，但多数病因仍有可能改变，从而改善 NS 难治状态。对难治性 NS 的治疗重点在于明确肾病诊断，寻找可逆因素，合理规范用药。现将相应的治疗措施分述如下：

(1)明确肾病诊断。临床上常见的误诊原因为：①未做肾穿刺病理检查。②进行了肾穿刺活检，但是肾组织未做电镜检查(如纤维样肾小球病等易漏诊)及必要的特殊组化染色(如刚果红染色诊断淀粉样变病)和免疫组化染色检查(如载脂蛋白 ApoE 抗体染色诊断脂蛋白肾病)。③病理医师与临床医师沟通不够，没有常规进行临床病理讨论。所以，凡遇难治性 NS，都应仔细核查有无病理诊断不当或错误的可能，必要时应重复肾活检，进行全面的病理检查及临床病理讨论，以最终明确疾病诊断。

(2)寻找及纠正可逆因素。某些导致 NS 难治的因素是可逆的，积极寻找及纠正这些可逆因素，就可能改变"难治"状态。它们包括：①规范化应用激素和免疫抑制剂：对于激素使用不当的 MCD 患者，在调整激素用量或(和)改变给药途径后，就能使部分激素"抵抗"患者变为激素有效。MN 应避免单用激素治疗，从开始就应激素联合环磷酰胺或环孢素 A 治疗；多次复发的 MCD 也应激素联合环磷酰胺或环孢素 A 治疗。总之，治疗规范化极重要。②合理输注胶体液：应正确应用血浆代用品或血浆制剂扩容，避免滥用导致严重肾小管损伤，而一旦发生就应及时停用胶体液，等待受损肾小管恢复(常需数月)，只有肾小管恢复正常后激素才能重新起效。③纠正 NS 并发症：前文已述，感染、肾静脉血栓、蛋白营养不良等并发症都可能影响激素疗效，应尽力纠正。

(3)治疗无效病例的处置：尽管已采取上述各种措施，仍然有部分难治性 NS 患者病情不能缓解，尤其是肾脏病理类型差(如膜增生性肾炎和部分 MN 及 FSGS)和存在某些基因突变者。这些患者应该停止激素及免疫抑制剂治疗，而采取 ACEI 或 ARB 治疗及中药治疗，以期减少尿蛋白排泄及延缓肾损害进展。大量蛋白尿本身就是肾病进展的危险因素，因此，对这些患者而言，能适量减少尿蛋白就是成功，就可能对延缓肾损害进展有利。而盲目地继续应用激素及免疫抑制剂，不但不能获得疗效，反而可能诱发严重感染等并发症，危及生命。

(五)对现有治疗的评价及展望

综上所述，实施有区别的个体化治疗是治疗原发性 NS 的重要原则及灵魂所在。首先应根据 NS 患者的病理类型及病变程度，其次要考虑患者年龄，体重、有无用药禁忌证、有无生育需求及个人用药意愿，来有区别地个体化地制订治疗方案。现在国内肾穿刺病理检查已逐渐推广，这就为实施有区别的个体化的治疗，提高治疗效果奠定了良好基础。

激素及免疫抑制剂用于原发性 NS 治疗已经 60 余年，积累了丰富经验。新的药物及制剂不断涌现，尤其环磷酰胺、环孢素 A、他克莫司、吗替麦考酚酯等免疫抑制剂的先后问世，也为有区别地进行个体化治疗提供了更多有效手段。

尽管原发性 NS 的治疗取得了很大进展，但是，治疗药物至今仍主要局限于激素及某些免疫抑制剂。用这样的治疗措施，不少病理类型和病变程度较重的患者仍不能获得良好的治疗效果，一些治疗有效的患者也不能克服停药后的疾病复发，而且激素及免疫抑制剂都有着各种不良反应，有些不良反应甚至可以致残或导致死亡。所以开发新的治疗措施及药物，提高治疗疗效，减少治疗不良反应仍是亟待进行的工作，且任重而道远。

继续深入研究阐明不同类型肾小球疾病的发病机制，进而针对机制的不同环节寻求相应干预措施，是开发新药的重要途径。例如，近年已发现肾小球足细胞上的 PLA_2R 能参与特发性 MN 发病，而 suPAR 作为血清中的一种通透因子也能参与 FSGS 致病，如果今后针对它们能够发掘出有效的干预方法及治疗药物，即可能显著提高这些疾病的治疗疗效。最近已有使用利妥昔单抗(抗 CD20 分子的单克隆抗体)治疗特发性 MN 成功的报道，经过利妥昔单抗治疗后，患者血清抗 PLA_2R 抗体消失，MN 获得缓解，而且不良反应少。

治疗措施和药物的疗效及安全性需要高质量的临床 RCT 试验进行验证。但是在治疗原发性 NS 上我国的 RCT 试验很少，所以我国肾病学界应该联手改变这一状态，以自己国家的多中心 RCT 试验资料，来指导医疗实践。

三、原发性肾病综合征的常见并发症

原发性 NS 的常见并发症包括感染、血栓和栓塞、急性肾损伤、高脂血症及蛋白质代谢紊乱等。所有这些并发症的发生都与 NS 的核心病变一大量蛋白尿和低清蛋白血症具有内在联系。由于这些并发症常使患者的病情复杂化，影响治疗效果，甚至危及生命，因此，对它们的诊断及防治也是原发性 NS 治疗中非常重要的一部分。

(一)感染

感染是原发性 NS 的常见并发症，也是导致患者死亡的重要原因之一。随着医学的进展，现在感染导致患者死亡已显著减少，但在临床实践中它仍是我们需要警惕和面对的重要问题。特别是对应用激素及免疫抑制剂治疗的患者，感染常会影响治疗效果和整体预后，处理不好仍会危及生命。

原发性 NS 患者感染的发生主要与以下因素有关：①大量蛋白尿导致免疫球蛋白及部分补体成分从尿液丢失，如出现非选择性蛋白尿时大量 IgG 及补体 B 因子丢失，导致患者免疫功能受损。②使用激素和(或)免疫抑制剂治疗导致患者免疫功能低下。③长期大量蛋白尿导致机体营养不良，抵抗力降低。④严重皮下水肿乃至破溃，细菌容易侵入引起局部软组织感染；大量腹水容易发生自发性腹膜炎。它们严重时都能诱发败血症。

常见的感染为呼吸道感染、皮肤感染、肠道感染、尿路感染和自发性腹膜炎，病原微生物有细菌(包括结核菌)、真菌、病毒、支原体和卡氏肺孢子虫等。

有关预测原发性 NS 患者发生感染的临床研究还很缺乏。一项儿科临床观察显示，若患儿血浆清蛋白小于 15g/L，其发生感染的相对危险度(relative risk，RR)是高于此值患儿的 9.8 倍，因此尽快使 NS 缓解是预防感染发生的关键。一项日本的临床研究表明，成人 NS 患者感染发生率为 19%，其危险因素是：血清 IgG $<$6g/L(RR$=$6.7)，SCr $>$176.8 μmol/L(2mg/dL)(RR$=$5.3)。对于血清 IgG$<$600mg/dL 的患者，每 4 周静脉输注丙种球蛋白 10~15g，可以明显地预防感染发生。

需要注意，正在用激素及免疫抑制剂治疗的患者，其发生感染时临床表现可能不典型，患者可无明显发热，若出现白细胞升高及轻度核左移也容易被误认为是激素引起，因此对这些患者更应提高警惕，应定期主动排查感染，包括一些少见部位的感染如肛周脓肿。

感染的预防措施包括：①注意口腔护理，可以使用抑制细菌及真菌的漱口液定时含漱，这对使用强化免疫抑制治疗(如甲泼尼龙冲击治疗)的患者尤为重要。对于严重皮下水肿致皮褶破溃渗液的患者，需要加强皮肤护理，防治细菌侵入。②使用激素及免疫抑制剂时，要严格规范适应证、药量及疗程，并注意监测外周血淋巴细胞及 CD4$^+$淋巴细胞总数的变化，当淋巴细胞计数$<$600/μL 或(和)CD4$^+$淋巴细胞计数$<$200/μL 时，可以给予复方磺胺甲噁唑(即复方新诺明)预防卡氏肺孢子虫感染，具体用法为每周两次，每次两片(每片含磺胺甲噁唑 400mg 和甲氧苄啶 80mg)。③对于血清 IgG$<$6g/L 或反复发生感染的患者，可以静脉输注丙种球蛋白来增强体液免疫；对于淋巴细胞计数$<$600/μL 或(和)CD4$^+$淋巴细胞计数$<$200/μL 的患者，可以肌内注射或静脉输注胸腺肽来改善细胞免疫。④对于反复发生感染者，还可请中医辨证施治，予中药调理预防感染。虽然在临床实践中，我们发现中药调理能够发挥预防感染的作用，但是，目前还缺乏循证医学证据支持。

需要指出的是，若使用激素及免疫抑制剂患者发生了严重感染，可以将这些药物尽快减量或者暂时停用，因为它们对控制感染不利，而且合并感染时它们治疗 NS 的疗效也不佳。但是，某些重症感染如卡氏肺包虫肺炎却不宜停用激素，因为激素能减轻间质性肺炎，改善缺氧状态，降低病死率。

（二）血栓和栓塞

NS 合并血栓、栓塞的发生率为 10%～42%，常见肾静脉血栓（RVT），其他部位深静脉血栓和肺栓塞。动脉血栓较为少见。血栓和栓塞的发生率与 NS 的严重程度、肾小球疾病的种类有关，但检测手段的敏感性也影响本病的发现。

1. 发病机制

NS 易并发血栓，栓塞主要与血小板活化、凝血及纤溶异常、血液黏稠度增高相关。临床观察发现：①NS 患者血小板功能常亢进，甚至数量增加，患者血清血栓素（TXA$_2$）及血管假性血友病因子（vWF）增加，可促使血小板聚集、黏附功能增强并被激活。②低清蛋白血症刺激肝脏合成蛋白，导致血中大分子的凝血因子 Ⅰ、Ⅱ、Ⅴ、Ⅶ、Ⅷ、Ⅹ 浓度升高；而内源性抗凝物质（凝血酶Ⅲ及蛋白 C、S）因分子量小随尿丢失至血浓度降低。③纤溶酶原分子量较小随尿排出，血清浓度降低，而纤溶酶原激活物抑制物 PAI-1 及纤溶酶抑制物 α$_2$-巨球蛋白血浓度升高。上述变化导致血栓易于形成而不易被溶解。④NS 患者有效血容量不足血液浓缩及出现高脂血症等，致使血液黏稠度增高，也是导致血栓发生的危险因素。此外，不适当地大量利尿以及使用激素治疗也能增加血栓形成的风险。

肾小球疾病的病理类型也与血栓、栓塞并发症有关：MN 的发生率最高，为 29%～60%，明显高于 MCD 和 FSGS（分别为 24.1% 和 18.8%），MN 合并血栓的风险是 IgA 肾病的 10.8 倍，并易发生有临床症状的急性静脉主干血栓如肾静脉、肺血管主干血栓，原因至今未明。

研究认为，能预测 NS 患者血栓、栓塞并发症风险的指标为：①血浆清蛋白<20g/L，新近发现 MN 患者血浆清蛋白<28g/L 血栓栓塞风险即明显升高。②病理类型为 MN。③有效血容量明显不足。

2. 临床表现与影像学检查

血栓、栓塞并发症的临床表现可能非常不明显，以肾静脉血栓为例，多数分支小血栓并没有临床症状。因此，要对 NS 患者进行认真细致地观察，必要时及时做影像学检查，以减少漏诊。患者双侧肢体水肿不对称，提示水肿较重的一侧肢体有深静脉血栓可能；腰痛、明显血尿、B 超发现一侧或双侧肾肿大以及不明原因的 AKI，提示肾静脉血栓；胸闷、气短、咯血和胸痛提示肺栓塞。

在肾静脉血栓诊断方面，多普勒超声有助于发现肾静脉主干血栓，具有方便、经济和无损伤的优点，但是敏感性低，而且检查准确性较大程度地依赖操作者技术水平。CT 及磁共振肾静脉成像有较好的诊断价值，而选择性肾静脉造影仍是诊断的"金指标"。在肺栓塞诊断上，核素肺通气/灌注扫描是较为敏感，特异的无创性诊断手段。CT 及磁共振肺血管成像及超声心动图也可为诊断提供帮助，后者可发现肺动脉高压力、右心室和（或）右心房扩大等征象。肺动脉造影是诊断肺栓塞的"金标准"，发现栓塞后还可以局部溶栓。上述血管成像检查均需要使用对比剂（包括用于 X 线检查的碘对比剂及用于磁共振检查的钆对比剂），故应谨防对比剂肾损害，尤其是对已有肾损害的患者。

3. 预防与治疗

原发性 NS 并发血栓、栓塞的防治至今没有严格的 RCT 临床研究报道，目前的防治方案主要来自小样本的临床观察。

（1）血栓、栓塞并发症的预防：比较公认的观点是，NS 患者均应服用抗血小板药物，而当血浆清蛋白<20g/L 时即开始抗凝治疗。对于 MN 患者抗凝指征应适当放宽一些。Lionaki S 等研究显示，MN 患者血浆清蛋白≤28g/L 深静脉血栓形成的风险是>28g/L 者的 2.5 倍，血浆清蛋白每降低 10g/L，深静脉血栓的风险增加 2 倍，因此，目前有学者建议 MN 患者血浆清蛋白<28g/L 即予预防性抗凝治疗。抗凝药物常采用肝素或低分子肝素皮下注射或口服华法林。口服华法林时应将凝血酶原时间的国际标准化比率（INR）控制在 1.5～2.0 之间，华法林与多种药物能起相互反应，影响（增强或减弱）抗凝效果，用药时需要注意。

(2)血栓、栓塞并发症的治疗。血栓及栓塞并发症一旦发生即应尽快采用如下治疗：①溶栓治疗：引起急性肾衰竭的急性肾静脉主干大血栓，或导致收缩压下降至＜11.97kPa(90mmHg)的急性肺栓塞，均应考虑进行溶栓治疗。既往常用尿激酶进行溶栓，最适剂量并未确定，可考虑用6万～20万U稀释后缓慢静脉滴注，每日1次，10～14日1个疗程；现在也可采用重组人组织型纤溶酶原激活剂治疗，它能选择性地与血栓表面的纤维蛋白结合，纤溶效力强，用量50mg或100mg，开始时在1～2分钟内静脉推注1/10剂量，剩余的9/10剂量稀释后缓慢静脉滴注，2小时滴完。使用重组人组织型纤溶酶原激活剂要监测血清纤维蛋白原浓度，避免过低引起出血。国内多中心研究结果显示，50mg及(或)100mg两种剂量的疗效相似，而前者出血风险明显降低。②抗凝治疗：一般而言，原发性NS患者出现血栓、栓塞并发症后要持续抗凝治疗半年，若NS不缓解且血清清蛋白仍＜20g/L时，还应延长抗凝时间，否则血栓、栓塞并发症容易复发。用口服华法林进行治疗时，由于华法林起效慢，故需在开始服用的头3～5天，与肝素或低分子肝素皮下注射重叠，直至INR＞2.0后才停用肝素或低分子肝素。在整个服用华法林期间都一定要监测INR，控制INR在2.0～2.5范围。若使用重组人组织型纤溶酶原激活进行溶栓治疗，则需等血清纤维蛋白原浓度回复正常后，才开始抗凝治疗。

(三)急性肾损伤

由原发性NS引起的AKI主要有如下两种：①有效血容量不足导致的肾前性AKI，常只出现轻、中度氮质血症。②机制尚不清楚的特发性AKI，常呈现急性肾衰竭(ARF)。至于肾小球疾病本身(如新月体性肾小球肾炎)引起的AKI、治疗药物诱发的AKI(如药物过敏所致急性间质肾炎或肾毒性药物所致急性肾小管坏死)，以及NS并发症(如急性肾静脉主干血栓)所致AKI，均不在此讨论。

1.急性肾前性氮质血症

严重的低清蛋白血症导致血浆胶体渗透压下降，水分渗漏至皮下及体腔，致使有效循环容量不足，肾灌注减少，而诱发急性肾前性氮质血症。临床上出现血红蛋白增高、体位性心率及血压变化(体位迅速变动如从卧到坐或从坐到站时，患者心率加快、血压下降，重时出现体位性低血压，乃至虚脱)、化验血尿素氮(BUN)与SCr升高，但是BUN升高幅度更大(两者均以mg/dL作单位时，BUN与SCr之比值＞20∶1，这是由于肾脏灌注不足时，原尿少在肾小管中流速慢，其中尿素氮被较多地重吸收入血导致)。急性肾前性氮质血症者应该用胶体液扩容，然后利尿，扩容利尿后肾功能即能很快恢复正常。盲目增加襻利尿剂剂量，不但不能获得利尿效果，反而可能造成肾素-血管紧张素系统及交感神经系统兴奋，进一步损害肾功能。而且，这类患者不能用ACEI或ARB类药物，它们会加重肾前性氮质血症。

2.特发性急性肾衰竭

特发性ARF最常见于复发性MCD，也可有时见于其他病理类型，机制不清，某些病例可能与大量尿蛋白形成管型堵塞肾小管和(或)肾间质水肿压迫肾小管相关。患者的临床特点是：年龄较大(有文献报道平均58岁)，尿蛋白量大(常多于10g/d)，血浆清蛋白低(常低于20g/L)，常在NS复发时出现AKI(经常为少尿性急性肾衰竭)。特发性ARF要用除外法进行诊断，即必须一一排除各种病因所致ARF后才能诊断。

对特发性ARF的治疗措施包括：①积极治疗基础肾脏病。由于绝大多数患者的基础肾脏病是MCD，故应选用甲泼尼龙冲击治疗(每次0.5～1.0g稀释后静脉滴注，每日或隔日1次，3次为一个疗程)，以使MCD尽快缓解，患者尿液增多冲刷掉肾小管中管型，使肾功能恢复。②进行血液净化治疗。血液净化不但能清除尿毒素、纠正水电解质酸碱平衡紊乱，维持生命赢得治疗时间；而且还能通过超滤脱水，使患者达到干体重，减轻肾间质水肿，促肾功能恢复。③口服或输注碳酸氢钠。可碱化尿液，防止肾小管中蛋白凝固成管型，并可纠正肾衰竭时的代谢性酸中毒。大多数患者经上述有效治疗后肾功能可完全恢复正常，但往往需要较长恢复时间(4~8周)。必须注意，此AKI并非有效血容量不足引起，盲目输注胶体液不但不能使AKI改善，反而可能引起急性肺水肿。

(四)脂肪代谢紊乱

高脂血症是NS的表现之一。统计表明约有80%的患者存在高胆固醇血症、高低密度脂蛋白血症及不同程度的高三酰甘油血症。高脂血症不仅可以进 步损伤肾脏，而且还可使心脑血管并发症增加，因此，合理有效地控制血脂，也是原发性NS治疗的重要组成部分。

NS合并高脂血症的机制尚未完全阐明，已有的研究资料提示：高胆固醇血症发生的主要原因是NS时肝脏脂蛋白合成增加(大量蛋白尿致使肝脏合成蛋白增加，合成人血的脂蛋白因分子量大不能从肾滤过排除，导致血浓度增高)，而高三酰甘油血症发生的主要原因是体内降解减少(NS时脂蛋白脂酶从尿中丢失，使其在活性下降，导致三酰甘油的降解减少)。

对于激素治疗反应良好的NS病理类型(如MCD)，不要急于应用降脂药，NS缓解后数月内血脂往往即能自行恢复正常，这样可使患者避免发生不必要的药物不良反应及增加医疗花费。若应用激素及免疫抑制剂治疗，NS不能在短期内缓解甚至无效时(如某些MN患者)，则应予降脂药物治疗。以高胆固醇血症为主要表现者，应选用羟甲基戊二酰辅酶A(HMG-COA)还原酶抑制剂，即他汀类药物，每晚睡前服用，服药期间要注意肝及肌肉损害(严重者可出现横纹肌溶解)不良反应。以高三酰甘油血症为主要表现者，应选用纤维酸衍生物类药，即贝特类药物，用药期间注意监测肝功能。另外，所有高脂血症患者均应限制脂肪类食物摄入，高三酰甘油血症患者还应避免糖类摄入过多。

(五)甲状腺功能减退

相当一部分原发性NS患者血清甲状腺素水平低下，这是由于与甲状腺素结合的甲状腺结合球蛋白(分子量60kDa)从尿液中大量丢失而导致。观察表明，约50%的患者血中的总T_3及总T_4下降，但是游离T_3(FT_3)、游离T_4(FT_4)及促甲状腺素(TSH)正常。患者处于轻度的低代谢状态，这可能有利于NS患者的良性调整，避免过度能量消耗，因此不需要干预。

不过个别患者可出现甲状腺功能减退症的表现，以致使本来激素敏感的病理类型使用激素治疗不能获得预期效果。这时需要仔细监测患者的甲状腺功能，若FT_3、FT_4下降，特别是TSH升高时，在认真排除其他病因导致的甲状腺功能减退症后，可给予小剂量甲状腺素治疗(左甲状腺素25~50μg/d)，常能改善患者的一般状况及对激素的敏感性。虽然这种治疗方法尚缺乏RCT证据，但在临床实践中具有一定效果。这一经验治疗方法还有待于今后进一步的临床试验验证。

第八章　内分泌系统疾病

第一节　性早熟

性早熟,是指青春期提早出现的发育异常。一般认为女孩在8周岁以前,男孩在9周岁以前呈现第二性征的现象称为性早熟。性发育的年龄受地域、环境、种族和遗传的影响。近年来,随着人们生活水平的提高和现代化进程的加速,性早熟的发病率越来越高,是儿科内分泌系统的常见发育异常,已成为威胁儿童身体健康的一大类疾病。

性早熟的主要危害在于其过早发育带来的社会心理负担和成年终身高降低。其病因复杂,遗传、环境、肿瘤、炎症、外伤、药物和基因突变等均可导致性早熟的发生。了解性早熟的病因、分类、临床表现,才能及时做出正确的诊断、分类和对预后进行判断,从而采取有效的干预措施或决定是否进行干预。

一、流行病学

真性性早熟的发病率为1/10000～1/5000,其中特发性性早熟占全部性早熟病例的80%～90%。女性儿童性早熟患病率是男性儿童的10倍。丹麦女性性早熟患病率是0.2%,男性是0.05%。据调查,从20世纪80年代末到90年代初,中国儿童性早熟呈现逐年递增的态势。根据我国流行病学调查显示,我国儿童性早熟率约为1%,在某些经济发达的城市约为3%。《上海青少年性早熟调查报告》显示,上海达到性早熟标准的孩子占青少年总人数的3%。而5年前,这个数字是1%。广东和青岛市的儿童少年青春期发育状况调查也有类似的趋势。不仅如此,出现青春期发育孩子的年龄也越来越小。

性早熟常影响青少年的身心健康,给儿童带来心理障碍和影响最终身高,而他们的智力发育一般正常。女性性早熟很容易成为性攻击的对象,甚至发生妊娠。个别性早熟也不排除肿瘤因素。

二、定义、病因和分类

1. 青春期发育和性早熟的定义

青春期是性成熟和机体生长完善并具有生殖能力的人体发育阶段,平均持续5～6年,是儿童发育的第二个高峰,以第一性征(性腺和生殖器)和第二性征(阴腋毛、女性乳房发育和男性变声等)迅速发育以及体格发育的加速为其主要特征,并伴有心理和行为方面的相应变化。青春期的发育有一定秩序,根据Tanner标准分为Ⅰ～Ⅴ期。95%的正常女孩第二性征(如乳房增大)出现于8～13岁,95%的正常男孩第二性征(如睾丸增大)出现于9～13.5岁。女孩通常乳房最先开始发育,约1年后出现阴毛,再过1.5～2年月经来潮,从乳房增大到月经初潮平均历时2～2.5年。男孩的青春期较女孩迟1年左右,一般先有睾丸、阴基增大,继之阴囊皮肤皱褶增加伴色素加深,接着阴毛开始出现。腋毛和胡须在阴毛生长2年后出现。勃起增加,甚至有精子生成,男孩从睾丸增大到遗精出现平均历时3年。女性青春期发育的首要标志是乳房发育(TannerⅡ期),男性青春期发育的首要标志是睾丸增大(容积>4mL或长径>25mm)。女孩青春期生长加速在青春发育早期时发动,男孩青春期生长加速在青春中期时最明显。女孩在青春期平均长高25～27cm,男孩长高28～30cm,各种性征从开始出现至发育成熟一般需2～4年。

性早熟儿童体格发育虽然发生巨大变化,但心理、认知能力和社会心理仍处在儿童期。

从婴儿期至青春前期阶段,中枢神经系统内在的抑制机制和性激素的负反馈作用使下丘脑-垂体-性腺轴保持抑制状态。青春期前,女孩的促卵泡刺激素(FSH)水平高于黄体生成素(LH),女孩的FSH/LH常大于男孩。无论男女,促性腺激素释放激素(GnRH)注入后LH均呈青春期前反应。青春发育开始前1年内仅可以见到FSH、LH的24h分泌量的增加而非分泌频率的增加。接近青春期时,中枢神经系统对下丘脑GnRH分泌的抑制作用去除,下丘脑对性激素负反馈的敏感阈逐步上调,即低水平的性激素不足以发挥抑制作用,从而使下丘脑GnRH冲动源激活。GnRH冲动源发生器位于下丘脑中央基底部,下丘脑中央基底部中含有具有转换器作用的GnRH神经元,GnRH神经元可将来自下丘脑的青春发动的神经信号转换为化学信号-CnRH信号以脉冲式释放,这种GnRH脉冲式释放的频率和幅度调控着垂体促性腺激素的释放。随着GnRH分泌频率和幅度的增多,刺激垂体促性腺激素分泌的频率和幅度也增加,随即性激素的分泌量亦增多。青春期激素变化先于身体变化,先出现下丘脑-垂体-性腺轴刺激功能增强,GnRH被逐步激活,LH脉冲频率和幅度增加,并由此带来促性腺激素刺激的性类固醇(雌激素和雄激素)分泌增加,之后出现性征的发育。

性早熟是指任何一个性征出现的年龄比正常人群的平均年龄要早两个标准差的现象。目前一般认为,女孩在8岁前出现第二性征发育或10岁前月经来潮,男孩在9岁前开始青春期发育,可诊断为性早熟。此定义是基于20世纪60年代欧洲的横断面调查所得出的正常青春期启动范围(95%可信区间),即女性8～13岁,男性9.5～13岁。由于性发育与多种因素有关,如种族、低出生体重、母亲初潮史、婴儿期体重增加过快、含雌激素化学物质接触史等,而且人的生长发育是一个连续的过程,因此并非是一个十分精确的界限。近年来,在美国对17000例女性进行的调查显示青春期的到来要早了以往的调查,尤其黑种人,因此提议性早熟的定义为女性黑种人6岁前和其他女性7岁前出现第二性征发育。然而,美国的儿科内分泌专家们仍沿用以往的标准来诊断性早熟。

2. 病因和分类

按照发病机制的不同,性早熟一般可分为两类:GnRH依赖性性早熟(真性性早熟)和非GnRH依赖性性早熟(假性性早熟),前者称为中枢性性早熟或完全性性早熟,后者称为外周性性早熟。此外,还有部分性性早熟,如单纯性乳房早发育、单纯性阴毛早现和单纯性月经来潮,有学者归人青春发育的变异类型。如果发育与个体的性别表型一致称为同性性早熟,发育与性别特征相反则称为异性性早熟。

中枢性性早熟(CPP)是缘于下丘脑-垂体-性腺轴过早激活,提前增加了GnRH的分泌和释放量,出现LH、FSH升高,并有脉冲分泌。导致性腺发育和分泌性激素,使内、外生殖器发育和第二性征呈现。其过程呈进行性发展,直至生殖系统发育成熟。下丘脑-垂体-卵巢轴的功能自胎儿起已建立,儿童期只是停留在抑制状态,当抑制状态被解除即可出现青春发育提前。由于女性下丘脑-垂体-卵巢轴的生理特点,女性易于发生同性性早熟,因此女性多于男性。其中大部分是下丘脑的神经内分泌功能失调所致,没有找到特殊的病因,称为特发性性早熟,少数是由中枢神经系统器质性病变所致,还有些是由周围性性早熟转化而来。对大多数4岁以上女孩的真性性早熟,特发性多见,但在4岁以下的真性性早熟女孩中常发现有中枢神经系统的损害。相反,60%的男性病例有确定的潜在的疾病。两性的器质性因素包括颅内肿瘤,特别是下丘脑的损伤(错构瘤、罕见的颅咽管瘤和异位生殖细胞瘤等),神经纤维瘤及几种罕见的疾病。真性性早熟的发病率女性比男性高3～23倍。

近年来发现,kisspeptin-GRP54系统在青春期发育中的GnRH被激活过程中发挥关键作用。在真性性早熟患者中发现了GRP54(R386P)激活型杂合突变和kisspeptin编码基因Kiss1的激活型突变(P74S)。因此有学者认为这是真性性早熟的遗传学因素。

有学者认为,光照过度也是诱发儿童性早熟的重要原因之一。夜间当人体进入睡眠状态时,松果体分泌大量的褪黑素,眼球见到光源后,褪黑素就会被抑制或停止分泌。儿童若受过多的光线照射，会减少松果体褪黑激素的分泌，引起睡眠紊乱后就可能导致性早熟。

而假性性早熟则是由于外周异常过多性激素来源所致，体内因素由周围内分泌腺（性腺或肾上腺皮质）病变所致，体外因素多为误用含性激素药物和食品、营养品，使用含有性激素化妆品，母亲孕期或哺乳期服用含性腺激素的药物。最新研究发现，LH 受体基因激活性突变可引起家族性男性青春期早熟，发病机制是突变的 LH 受体过早的激活 G 蛋白，刺激 Leydig 细胞合成分泌大量雄激素。

三、发病机制和临床表现

（一）中枢性性早熟（GnRH 依赖性性早熟）

中枢性性早熟发病机制在于下丘脑-垂体-性腺轴过早激活，提前增加了 GnRH 的分泌和释放量，出现垂体 LH、FSH 升高，并有脉冲分泌。其过程呈进行性发展，直至生殖系统发育成熟。各种颅内下丘脑区域的疾病或损伤均有可能激活上述连锁反应链条，在男性性早熟中多数存在器质性病变，而女性性早熟中多数为特发性性早熟。

性早熟患儿表现为生长加速、骨龄提前、性器官及第二性征发育等。除有第二性征的发育外，还有卵巢或睾丸的发育。性发育的过程和正常青春期发育的顺序一致，只是年龄提前。女性表现有乳房发育，小阴唇变大，阴道黏膜细胞的雌激素依赖性改变，子宫、卵巢增大，阴毛出现，月经初潮。男性表现为睾丸容积＞4mL（或长径＞25mm）和阴茎增大，阴毛出现，肌肉发达，声音变粗。男、女两性均有生长加速，骨成熟加速，高于同龄儿童，但由于骨骺提前愈合，最终可导致终身高低于靶身高，未治患者最终身高一般低于 155cm。

1. 特发性性早熟

多见于 4～8 岁，女性多见，占女孩中枢性性早熟的 80%或以上，而男孩则仅为 40%左右。一般为散发性，少数呈家族性。发病机制不明，可能由于某些因素导致下丘脑对性腺发育的抑制失去控制。近年来发现 CRP54（R386P）激活型杂合突变和 kisspeptin 编码基因 Kisl 的激活型突变（P74S）是有些中枢性性早熟的发病机制。对患儿全面检查未能发现任何导致青春发育提前的器质性病变。

（1）女孩发育的早期征象：①身高加速增长和骨盆发育。②乳房下有硬节，肿痛。③乳晕、乳房增大，隆起，着色。④大阴唇、腋窝着色和出现色素较浅的长毛。⑤阴道分泌物增多、内裤上有少许分泌物、阴部痛痒等。⑥皮下脂肪增多。

（2）男孩性发育的早期征象：①睾丸和阴囊增大、着色。②腋窝、上唇、阴部出现长而细、色浅的长毛。③高声和出现喉结。④身高增长加速。⑤乳晕着色、增大。⑥乳头出现硬节和胀痛。

2. 中枢神经系统疾病所致性早熟

多继发于中枢神经系统疾病，包括：

（1）肿瘤或占位性病变，下丘脑错构瘤、囊肿、肉芽肿等。

（2）中枢神经系统感染。

（3）获得性损伤，如外伤、术后放疗或化疗。

（4）发育异常，如脑积水、视中隔发育不全等。肿瘤会破坏抑制 CnRH 分泌的神经通道，使 GnRH 分泌增加，也有些肿瘤本身可以有释放 GnRH 的细胞。患这些肿瘤的患儿以性早熟为首发症状，以后会伴有因肿瘤压迫所致的症状，可有头痛、呕吐、视力改变、癫痫或视野改变等。另外，脑炎、结核、头部损伤或先天畸形（如脑发育不全、小头畸形、脑积水）均可破坏下丘脑与脑垂体通道或下丘脑失去更高中枢控制而活性增加，诱发性早熟。

丘脑错构瘤是一种罕见的颅内先天性畸形，多发于儿童早期，临床上主要表现为体内雌激素过高，第二性征发育早熟，骨龄增加，或伴有无诱因的癫痫发作，严重影响儿童身体的正常生长。过去由于对该病缺乏认识，发现率极低，致使许多儿童误诊或漏诊。研究显示，下丘脑错构瘤的神经元有部分细胞核变异，神经毡及突触过于密集，并有神经分泌颗粒，说明在结构上错构瘤和边缘系统有异常的密切关系，从而揭示了儿童性早熟和痴笑性癫痫的发病机制。

（二）外周性性早熟（非 GnRH 依赖性性早熟）

外周性性早熟（假性性早熟）发病与下丘脑-垂体-性腺轴的激活无关，不是中枢 GnRH 脉冲发生器激活的结果，而是由于下丘脑 GnRH 和垂体 LH、FSH 以外的因素导致体内内源性或外源性性激素水平增高所致，例如 hCG 分泌性肿瘤引起性腺分泌雄激素，睾丸、卵巢或肾上腺产生性激素增加，以及外源性摄入性激素等。

临床表现与真性相似，只是女性乳晕和小阴唇往往色素沉着明显，男性睾丸体积往往不大，但在家族性高睾酮血症、睾丸肿瘤、肾上腺睾丸异位等情况下，睾丸体积可以是增大的。假性性早熟常常有一些原发病的表现。

1. 分泌 hCG 肿瘤

中枢神经系统的生殖细胞瘤或畸胎瘤及位于外周的肝母细胞瘤、畸胎瘤、绒癌能分泌 hCG，常引起性早熟。其发病机制是由于肿瘤分泌的 hCG 使血睾酮水平升高，引发周围性性早熟。hCG 作用类似于 LH，可刺激睾丸间质细胞增生而无精子生成。男性明显多于女性，实验室检查表现为血、脑脊液和尿中的 hCG 水平显著升高，血睾酮水平显著升高，伴有血 LH 水平的反馈性降低，血睾酮水平和甲胎蛋白升高产生男性性早熟。分泌 hCG 的颅内生殖细胞瘤既可引起男性外周性性早熟，也可导致中枢性性早熟。

2. 先天性肾上腺皮质增生症

先天性肾上腺皮质增生症（CAH）是一组以肾上腺皮质激素合成缺陷为特征的先天性代谢异常性疾病。能引起性早熟的是 21-羟化酶缺乏（CYP21）和 11-羟化酶缺乏，11-羟化酶缺乏在临床少见。21-羟化酶缺乏是最常见的 CAH，患儿皮质醇分泌不足，使 ACTH 负反馈升高，中间代谢产物（前体）合成增多并堆积，包括孕酮、17-羟基孕酮（17-OHP）和雄烯二酮等，雄烯二酮仍可转化为睾酮及雄二醇。循环中各类雄激素及孕酮增多，经下丘脑-垂体的负反馈，使促性腺激素，尤其是 LH 分泌紊乱。幼年开始的高雄激素血症，使雄激素受体降调节，儿童期呈外周性性早熟，男性出现同性性早熟，阴茎增大，但成年期阴茎反而短小，女性出现异性性早熟，表现为生长加速、阴蒂肥大、逐渐出现喉结、肌肉发达、声音低沉、阴毛呈菱形分布等男性化表现。经过肾上腺皮质激素治疗的患者有可能转为中枢性性早熟。

3. 性腺、肾上腺肿瘤

睾丸间质细胞瘤和卵巢肿瘤（如颗粒细胞瘤、卵泡膜细胞瘤、卵巢癌等）是男、女两性均为引起假性性早熟的主要原因之一。通过分泌雄激素或雌激素可导致女性乳晕及阴唇色素加深，睾丸的 Leydigs 细胞瘤往往表现为单侧性睾丸增大，而在先天性肾上腺皮质增生症或肾上腺肿瘤引起的男性性早熟常引起双侧睾丸增大。盆腔超声仍是卵巢肿瘤和睾丸肿瘤诊断的重要手段。分泌雄激素为主的肾上腺皮质肿瘤（腺瘤、癌）生长减速是本症与其他性早熟不同之处。确定病灶应依赖肾上腺的影像学检查。

4. 家族性高睾酮血症

家族性高睾酮血症又称睾酮中毒症，于 1981 年首次报道，多为家族性，散发少见。发病机制是由于编码 LH/hCG 受体基因发生活化性突变，使细胞膜上 LH 受体处于持续激活状态，造成 Leydig 细胞和生殖细胞长期过分受刺激，被刺激的 Leydig 细胞合成分泌大量的雄激素。LH/hCG 受体上 G 蛋白耦联受体家族成员，基因位于 2P21，目前至少已有 10 多种错义的活化型突变，主要发生在 542～581 区段。有 LH-R 基因突变的女性不表达，可将致病基因传递给男性子代，因此仅见于男性的常染色体显性遗传性性早熟。血睾酮水平达青春期或成年人水平，但 LH 的分泌方式和 LHRH 激发试验的 LH 反应呈青春期前反应，表现为双侧睾丸增大，生长加速和骨成熟加速。睾丸活检可见间质细胞成熟和曲细精管发育。

5. McCune-Albright 综合征

典型的临床表现为皮肤出现咖啡牛奶斑、多发性囊性纤维性骨发育不良和外周性性早熟。皮肤咖啡牛奶斑分布常不超过中线，位于有骨病变的同侧躯体。多发性囊性纤维性骨发育不良呈慢性渐进性，骨病变常累及四肢长骨、骨盆、颅骨，可有假性囊肿、变形和骨折。本病女孩发病率较男孩高，还可伴甲状腺、肾上腺、垂体和甲状旁腺功能亢进等，表现为结节性甲状腺肿、甲状腺功能亢进、肾上腺结节性增生、生长激素分泌过多产生巨人症或肢端肥大症等。McCune-Albright 综合征的病因是由于体细胞上编码三磷酸鸟苷(GTP)结合蛋白的 Gas 亚单位发生突变，Gas 可使腺苷酸环化酶激活。GTP 结合蛋白为激素的信号传导通路中一个环节。

6. 原发性甲状腺功能减低

甲状腺功能减低患儿未经甲状腺素及时替代治疗时可伴发性早熟，性早熟的特殊类型。其发生机制源于垂体负反馈激素的重叠性分泌，LH、PRL 和 TSH 具有共同的调控机制，因 T_3、T_4 低下，负反馈使 TRH 升高，TSH 的分泌增多，垂体增生。TSH 与 LH 和 FSH 具有相同的亚单位，循环中亚单位和 LH、FSH 增多而诱发性早熟。患儿常有高泌乳素血症，还可有多囊卵巢和阴毛早生，但此类患者没有生长加速，反而是生长迟缓，智能情况视甲状腺功能减低程度而不同。早期患儿的血 LH 基础值升高，但在 GnRH 激发后不升高，病程较长后才转化为真正的 CPP。身材矮小是其重要特征。

7. 医源性或外源性性早熟

食物、药物、美容用品等含有性激素成分也可引起的性早熟，应仔细询问病史，注意患儿有无意外接触或摄入避孕药。误服避孕药可引起乳房增大、阴道出血、乳晕可呈显著的色素沉着。

四、实验室及辅助检查

1. 血清性激素测定

主要包括测定 FSH、LH、雌二醇(E_2)、睾酮(T)、17-羟孕酮基础值。基础血清 FSH、LH、雄二醇或睾酮水平均升高至青春期水平支持中枢性性早熟，但雌二醇、睾酮增高而 LH、FSH 在青春期前水平不能否定中枢性性早熟的诊断，因为在青春早期 LH、FSH 升高往往不明显。有学者认为，免疫荧光法(IFMA)基础 LH 的浓度高于 0.6U/L 支持中枢性性早熟，但目前无公认的对中枢性性早熟诊断的基础 LH 界定值。

因此对性早熟的患者应进一步进行 GnRH 激发试验。血清促黄体生成素(LH)基础值可作为初筛，如 >5.0U/L，即可确定其性腺轴已发动，不必再进行促性腺激素释放激素(GnRH)激发试验。

青春发育开始时首先可以见到 LH 夜间脉冲式释放的频度及幅度的增加和 LH 对 CnRH 注入后的反应增强，这种特性可持续至成年人。青春发育期 FSH 升高早于 LH 约 1 年，且女孩的 FSH 升高(10～11 岁)先于男孩(11～12 岁)，但 GnRH 注入后 FSH 的反应强度与青春期前比较无显著改变。故青春期 GnRH 脉冲式释放频率的增加使 LH/FSH 的比值增加，LH/FSH 的比值增加是青春期的特点，一般认为，免疫化学发光法 LH/FSH>0.3 提示中枢性性早熟。

2. GnRH 激发试验

GnRH 刺激试验，亦称黄体生成素释放激素(LHRH)刺激试验，是判断中枢性性早熟的"金标准"。GnRH 刺激试验后的 FSH、LH 峰值，对判断垂体功能和中枢性性早熟有重要帮助。一般采用静脉注射 GnRH(戈那瑞林)100g，于注射前(基础值)和注射后 30min、60min、90min 及 120min 分别采取测定血清 LH 和 FSH。GnRH 刺激后中枢性性早熟 LH 及 FSH 水平均迅速升高，以 LH 明显，大多于 30mm 达到峰值，并于 90min 内持续维持在较高水平，而假性性早熟患儿对 LHRH 刺激反应同青春期前。

诊断中枢性性早熟的 LH 激发峰值切割值取决于所用的促性腺激素检测方法,用放射免疫法测定时,LH 峰值在女童应>12.0U/L、男童>25.0U/L、LH 峰/FSH 峰>0.6~1.0 时可诊断 CPP;用免疫化学发光法(ICMA)测定时,LH 峰值>5.0U/L、LH 峰/FSH 峰>0.6(两性)可诊断中枢性性早熟;如 LH 峰/FSH 峰>03,但<0.6 时,应结合临床密切随访,必要时重复试验,以免漏诊。使用 GnRH 类似物做激发试验,由于半衰期长于天然 GnRH,所激发的 LH 峰值出现稍迟,峰值在 60~120min 出现。但不推荐其在常规诊断中使用。

3. 骨龄

骨龄代表发育成熟度,骨成熟度是目前评价生物年龄或成熟状况的可靠而操作简便的方法。骨龄超过实际年龄 1 岁以上可视为提前,超过 2 岁则视为明显提前,发育越早,则骨龄超前越多。骨龄是预测月经初潮的较准确指标。另外,还可根据骨龄、现身高和实际年龄预测最终身高。根据手和腕部 X 线片评定骨龄,判断骨骼发育是否超前,性早熟患儿一般骨龄超过实际年龄。

4. 盆腔、睾丸超声

子宫、卵巢及睾丸超声可观察子宫卵巢大小、卵巢内卵泡数目和大小、卵巢有无囊肿及肿瘤、睾丸有无肿瘤。选择盆腔超声检查女孩卵巢、子宫的发育情况,男孩注意睾丸、肾上腺皮质等部位。

中枢性性早熟时卵巢容积增大,若卵巢内有多个>4mm 的卵泡,则提示性腺轴已进入青春发动。卵泡大小比卵巢容积更能反映卵巢的发育情况,最大卵泡直径与血 LH、雌二醇显著相关。

卵泡大小对中枢性性早熟有诊断意义,同时也是性早熟治疗监测的有意义指标。子宫是雌二醇的靶器官,其发育呈显著的雌激素依赖性,出现子宫体积增大和内膜增厚。发育前子宫呈管状,受雌激素作用,若宫体长度>3.5cm 可认为子宫已进入发育状态。子宫和卵巢同时发育提示中枢性性早熟,但仅有子宫增大、卵巢无发育则提示外周性性早熟。

5. CT 和 MRI

确诊中枢性性早熟的年龄较小的女孩和所有男孩应做 CT 或 MRI 检查,以排除颅内占位性病变。中枢性性早熟可由中枢器质性病变所引起,未能发现原发病变者称特发性性早熟。由于颅内肿瘤是男孩中枢性性早熟的重要原因,因此对中枢性性早熟的男孩应常规做下丘脑、垂体区 CT 或者 MRI 检查。肿瘤一般见于下丘脑后部、松果体、正中隆起、第三脑室底部。颅内肿瘤所致中枢性性早熟比特发性性早熟开始青春发育年龄早,常有较高的 LH 峰值、FSH 峰值。

6. 其他

根据患儿的临床表现可进一步选择其他检查,如怀疑甲状腺功能低下可测定 FT_3、FT_4 和 TSH,先天性肾上腺皮质增生症患儿血 17-羟孕酮(17-OHP)、硫酸脱氢表雄酮明显增高。

五、诊断及鉴别诊断

(一)诊断

诊断方法包括详细询问病史、体格检查、影像学检查、骨龄检查和内分泌检查等多个方面。

首先,应确定是否存在性早熟。当女孩在 8 周岁以前,男孩在 9 周岁以前呈现第二性征发育时,做相关体格检查,测骨龄、性腺五项等水平,明确是否存在性早熟。

其次,应明确是中枢性性早熟(GnRH 依赖性)还是外周性性早熟(非 GnRH 依赖性)。性早熟的患者若出现性腺增大(女童在超声下见卵巢容积>1mL,并可见多个直径>4mm 的卵泡;男童睾丸容积>4mL,并随病程延长呈进行性增大)、线性生长加速、骨龄超越年龄 1 年或 1 年以上、血清性激素水平(雌激素或雄激素)升高至青春期水平,结合 GnRH 兴奋实验血清促性腺激素(LH)水平(ICMA)峰值＞5.0U/L、LH峰/FSH峰＞0.6考虑中枢性性早熟。但是如就诊时的病程很短，则GnRH激发值可能与青春前期值相重叠，达不到以上的诊断切割值；卵巢大小亦然。对此类患儿应随访其副性征进展和线性生长加速情况，必要时应复查以上检测。女性患儿的青春期线性生长加速一般在乳房发育开始后6个月至1年(B2～B3期)出现，持续1～2年，但也有较迟者，甚至有5%左右患儿在初潮前1年或初潮当年始呈现。男童生长加速发生在睾丸容积8～10mL时或变声前1年，持续时间比女童长。骨龄提前只说明性激素水平增高已有一段时间，并非是诊断中枢性性早熟的特异性指标，病程短和发育进程慢的患儿可能骨龄超前不明显，而外周性性早熟亦可能有骨龄提前；性激素水平升高不能分辨中枢和外周性性早熟，需结合GnRH刺激试验，临床随访性征发育量进行性有重要意义。

最后，应明确是特发性还是病理性，并进行定位诊断。只有在排除了所有明确的病理因素后，才可诊断特发性性早熟。首先应详细了解有无雄激素类食品、药物接触史，脑部有无创伤炎症史，类似家族史等；体格检查注意身高体重及第二性征发育情况。头部CT和MRI可以排除中枢神经系统肿瘤及其他异常。观察是否有皮肤咖啡色素斑，测定甲状腺功能等。

(二)鉴别诊断

1.单纯性乳房早发育

是指8岁前只有单侧或双侧乳房发育而无其他第二性征(阴毛、子宫大小和小阴唇的改变)出现。机制可能是下丘脑-垂体-性腺轴功能部分激活，GnRH刺激后以分泌FSH为主。而LH分泌处于青春期前水平，乳腺组织受体活跃，对正常量雌激素过敏感，或一过性卵巢分泌雌激素、外源性食物污染等。常见于2岁内，4岁后较少发生，少数可持续时间较长。血中雌激素水平可正常或轻度升高，血中性激素结合蛋白常升高，但无FSH升高，FSH对GnRH刺激的反应大于正常对照者。GnRH激发后FSH明显升高(正常青春前期女童激发后也会升高)，但LH升高不明显(多数＜5U/L)，且FSH/LH＞1。单纯性乳房早发育多为良性过程，但由于开始时不易与真性性早熟相区别，而且在无任何临床先兆表现的情况下，13.5%～18.4%患者转为真性早熟会转化为中枢性性早熟。因此，诊断单纯性乳房早发育后需定期随访，尤其是对乳房反复增大或持续不退者，必要时重复激发试验。

2.单纯性阴毛早发育

单纯性阴毛早发育可见于两性，大多数在6岁左右出现阴毛或者伴有腋毛，但无下丘脑-垂体-性腺轴的发动，无其他任何副性征发育表现。部分患儿可有轻度的生长加速和骨龄提前，血脱氢表雄酮、17-羟孕酮、17-羟孕烯醇酮、雄烯二酮水平可达正常儿童阴毛Ⅱ期时水平。ACTH激发后脱氢表雄酮可升高，但17-羟孕酮、17-羟孕烯醇酮升高程度不如先天性肾上腺皮质增生症高。病程呈非进行性，真正的青春发动在正常年龄开始。本征需与引起儿童期其他雄激素分泌增多的病变加以区别。

3.单纯性早初潮

是指女孩在8岁以前出现阴道出血而无其他青春期征象或骨龄提前。更易发生在冬季，并不呈周期性。LH和雌激素水平处于正常青春期前水平。需要详细询问病史并进行外生殖器检查以除外外伤或人为因素。

六、治疗

性早熟的危害在于：①由于性激素影响，体格增长过早加速，骨骺闭合提前，生长期缩短，致使最终的成年人身高低于按正常青春期发育的同龄儿童身高；②性早熟儿童虽性征发育提前，但心理、智力发育水平仍为实际年龄水平，过早的性征出现和生殖器官发育会导致未成熟孩子心理障碍；③器质性病变所致性早熟对机体带来危害，尤其是恶性肿瘤。

性早熟的治疗目标是最大限度地缩小与同龄人的差异，改善终身高，控制和减缓第二性征成熟程度和速度，预防初潮出现和减少心理行为的影响。有明确病因者，最主要的治疗是去除病因。药物治疗主要用于真性性早熟,包括特发性真性性早熟和中枢神经系统肿瘤所致的性早熟。中枢神经系统肿瘤所致的性早熟很难通过切除肿瘤来治疗。目前用于治疗性早熟的药物主要有 GnRH 激动药类似物、孕激素制剂和抗雄激素制剂。

(一)中枢性性早熟的治疗

中枢性性早熟的治疗目的是以改善患儿的成年期身高为核心,抑制性发育,并使已发育的第二性征消退,防止初潮发生,还应注意防止早熟和早初潮带来的心理问题,同时治疗中枢神经系统器质性病变。有器质性病变时应进行病因治疗,如颅内肿瘤的手术、放疗等,同时对性早熟进行药物干预。

在早些年曾使用甲羟孕酮和环丙孕酮,通过经负反馈抑制垂体 GnRH 的分泌,抑制性激素水平,使增大的乳房缩小,也能抑制月经来潮。但抑制性腺轴不完全,不能改善最终身高,而且可能会引起水钠潴留、肥胖甚至有肾上腺皮质受抑制的不良反应,因此目前不推荐用于中枢性性早熟。达那唑作为抗雄激素类药物,抑制垂体的促性腺激素合成和释放,并直接抑制性激素合成。对骨龄有一定程度抑制作用,呈现身高龄对骨龄的快速追赶,可改善最终身高。但因其雄激素的不良反应限制了其进一步应用,服用螺内酯可减轻达那唑的雄激素不良反应,因此也不推荐使用于中枢性性早熟。GnRH 类似物(GnRHa)是目前治疗中枢性性早熟的首选药物。

GnRH 类似物不用于治疗假性性早熟。治疗目的是改善成年人身高,延缓第二性征成熟的进度和速度,预防初潮早现,防止社会心理问题的出现。天然的 GnRH 为 10 个氨基酸多肽,GnRHa 改变了天然的 GnRH 的结构,将分子中第 6 个氨基酸即甘氨酸分别换成 D-色氨酸、D-丝氨酸、D 组氨酸或 D 亮氨酸而成的长效合成激素,使之与 GnRH 受体具有更强的亲和力,同时半衰期长且不易被降解,这些都是 GnRH 激动药类似物,若将天然 GnRH 第 1、2、3、6 位和 10 位分别替代 5 个右旋氨基酸则构成 GnRH 拮抗型类似物 Cetrorelix,目前尚未临床应用。几种 GnRH 激动药类似物都是其作用是通过对受体产生长时间持续作用而使受体发生降调节,导致垂体分泌 LH 细胞对 GnRH 失去敏感和受体负反馈机制激活通路阻断,减少垂体促性腺激素的分泌,使雌激素恢复到青春期前水平,性征消退,有效地延缓骨骼的成熟,防止骨骺过早融合,有利于改善患儿的最终身高。目前治疗多采用 GnRH 的缓释型制剂,主要制剂有曲普瑞林和亮丙瑞林(商品名抑那通)。20 世纪 80 年代使用的非缓释型制剂及经鼻吸入制剂几乎已不推荐使用。特发性中枢性性早熟首选 GnRH 类似物,但应合理掌握指征。

GnRH 类似物治疗指征为女孩<7 岁和男孩<8.5 岁,同时生长潜能明显受损但又有潜能的患儿,前提是 LH 激发峰值达到青春期水平,骨龄提前 2 岁或以上,女童骨龄<11.5 岁,男童<12.5 岁,女童预测成年期身高<150cm,男童<160cm,或低于其遗传靶身高负两个 SD 者,性发育进程迅速,骨龄增长/年龄增长>1。需强调的是,治疗与否需要综合判断。对 6 岁前的性早熟治疗是必要的,但 6~8 岁权衡,如骨龄提前 2 年,但其原基础身高较高,按骨龄判断的身高标准差并不低下,在靶身高范围内,可以不立即治疗,随访观察。但骨龄虽未提前 2 年,而基础身高差,则需治疗。

应酌情慎用:

(1)开始治疗时骨龄女童>11.5 岁,男童>12.5 岁。

(2)遗传靶身高低于正常参考值两个标准差者(-2SDS),应考虑其他导致矮身材原因。不宜应用的指征为单独应用 GnRHa 治疗对改善成年期身高效果不显著,骨龄女童>11.5 岁,男童>13.5 岁,女童初潮后或男童遗精后 1 年。对于缓慢进展型无明显身高受损者,可临床观察,无需治疗。

GnRHa 应用方法:首剂 80~100mg/kg,2 周后加强 1 次,以后每 4 周 1 次(不超过 5 周),剂量 60~80mg/kg,剂量需个体化,根据性腺轴功能抑制情况(包括性征、性激素水平和骨龄进展),抑制差者可参照首剂量,最大剂量为每次 3.75mg。治疗过程中每 2~3 个月检查第二性征及测量身高。首剂3个月末复查GnRH激发试验，如LH激发值在青春前期值则表示剂量合适。此后，对女童只需定期复查基础血清雌二醇(E_2)浓度或阴道涂片（成熟指数），男童则复查血清睾酮基础水平，以判断性腺轴功能的抑制状况。每6～12个月复查骨龄1次，女童同时复查子宫、卵巢超声。为改善成年期身高，GnRHa的疗程一般至少需要2年，女童在骨龄12.0～12.5岁时宜停止治疗，此时如延长疗程常难以继续改善成年期身高。对年龄较小即开始治疗者，如其年龄已追赶上骨龄，且骨龄已达正常青春期启动年龄岁），预测身高可达到遗传靶身高时可以停药，使其性腺轴功能重新启动，应定期追踪。治疗结束后应每6个月复查身高、体重和副性征恢复及性腺轴功能恢复状况。

使用GnRH激动药类似物治疗特发性性早熟患儿能有效抑制下丘脑-垂体-性腺轴，显著降低患儿血清促性腺激素基础值和刺激后峰值、性激素水平及抑制早发育的第二性征。有资料显示，亮丙瑞林（抑那通）治疗后LH基础值从随访的第6个月至2年是基础值的1/4左右，激发试验患儿血清LH峰值由17.2U/L降低为1.2～1.6U/L，FSH由9.9U/L降为1.4～1.9U/L。亮丙瑞林可使女性患儿血清雌二醇水平由31.4ng/L降为10～11.9ng/L，雄激素由3.3ng/L降为0.1～0.2ng/L。治疗3个月时所有患者乳房发育减慢和阴道分泌物减少，治疗6个月时100%乳房发育停止和阴道分泌物消失，卵巢体积由2.2mL减为1.5mL，子宫体积由4.1mL减为2.8mL。

GnRH激动药类似物可有效抑制骨骼成熟速度，有效延缓生长，从而使最终身高提高。开始治疗时的预测身高和最终身高的差值可认为是治疗获得的身高，各家报道在3.5～6.5cm，这些差异受开始治疗时骨龄的大小、患者的生长潜能和治疗疗程长短的影响，开始治疗时间早，疗程长，效果好。对开始治疗时骨龄已达到12岁者，疗效较差。治疗的终止时间应在骨龄12岁左右。对那些进展缓慢型的特发性性早熟进行密切随访的基础上进一步决定是否需要治疗。

GnRHa治疗中会出现生长减速。GnRHa治疗前半年的生长速度与治疗前对比改变不明显，由于对性激素的抑制作用，半年后一般回落至青春前期的生长速率（每年5cm左右），部分患儿在治疗1～2年后生长速度小于每年4cm，此时GnRHa继续治疗将难以改善其成年期身高，尤其是骨龄已>12.0岁（女）或13.5岁（男）时。减少GnRHa治疗剂量并不能使生长改善，反会有加速骨龄增长的风险。近年国际上多采用GnRHa和基因重组人生长激素（rhGH）联用以克服生长减速，但应注意的是，对骨龄>13.5岁（女）或15岁（男）或骨骺闭合的患儿不建议生长激素，因骨生长板的生长潜能已耗竭，即使加用生长激素，生长改善亦常不显著。使用生长激素应严格遵循应用指征，一般仅在患儿的预测成年期身高不能达到其靶身高和生长速度小于每年4cm时使用。生长激素采用药理治疗量为0.15～0.20U/(kg·d)，应用过程中需密切监测不良反应。有资料显示，将接受GnRH激动药类似物治疗1年后，生长速度低于正常同龄第25百分位数的30例特发性性早熟女性患儿，随机分为两组：GnRH单独治疗组和GnRH联合生长激素治疗组。治疗1年后发现，联合治疗组生长速度、IGF-I、IGFBP-3和尿GH水平显著高于单独治疗组，该研究认为GnRH治疗后，生长速度及预期身高下降的患儿应联合GH治疗。Volta等研究得到相似的结论。然而在Pasquino等的类似研究中，两治疗组却无显著差异。因此，GnRH联合CH治疗对某些性早熟患儿可能有效，若在临床广泛推广还需进一步研究。

停药后大多能开始正常的青春发育，不影响生育功能。女童一般在停止治疗后2年内呈现初潮。研究显示，GnRH激动药类似物治疗3个月时促性腺激素LH和FSH已明显受抑，一直持续到治疗结束，停止治疗后半年LH和FSH水平已明显恢复。

GnRH激动药类似物总体上是安全的，但也有些会出现不良反应，如过敏、轻度绝经期症状等。开始给药时由于激动药对GnRH受体的激活作用，患儿注射前1～2d会有血雌激素短暂升高，24h后垂体出现去敏感，雌激素分泌随即下降，因此少数患儿会在起始治疗数日后出现"撤退性"阴道出血，以后随着药物产生的持续性性腺轴抑制作用，阴道出血现象消失。20 世纪 90 年代初开发应用的 GnRH 拮抗型类似物不会产生对性腺的暂时性兴奋性刺激现象，目前尚未应用于临床。

（二）假性性早熟的治疗

假性性早熟即外周性性早熟除了外源性激素摄入外，一般都具有器质性病因，因此治疗的目的在于去除病因，改善性早熟状态，GnRH 类似物治疗无效，但周围性性早熟转化为中枢性性早熟时加用 GnRH 类似物治疗有效。

由外源药物或食物引起者及时停用。性腺、肾上腺肿瘤需切除肿瘤，恶性者辅以放疗、化疗等。先天性肾上腺皮质增生症应使用糖皮质激素治疗，必要时行矫形手术切除肥大的阴蒂。原发性甲状腺功能减低者需进行甲状腺激素的替代治疗。McCune-Albright 综合征和家族性高睾酮血症引起的性早熟治疗选用抑制留体激素合成的药物或拮抗其作用的药物。

1.达那唑

是人工合成的一种甾体杂环化合物，系 17-乙炔睾酮衍生物，它有抑制雌激素合成和卵巢滤泡发育作用，可与孕酮受体结合，加速孕酮清除率，有强的抗性腺激素和弱的雄激素作用，直接抑制 GnRH 的分泌。剂量为每晚口服 1 次，每次 3～7mg/(kg·d)。不良反应有皮肤过敏、体重增加、转氨酶升高、血尿、头痛，应定期复检肝功能、尿常规。服用螺内酯可减轻达那唑的弱雄激素不良反应。

2.环丙孕酮(色普龙)

为 17-羟孕酮的衍生物，有较强的抗雄激素作用，也有孕激素的活性，能抑制促性腺激素的分泌。剂量为 100mg/m²，分 2～3 次口服。甲羟孕酮(安宫黄体酮)已不再用于治疗性早熟。

3.酮康唑

是细胞色素 P450C17 抑制药，能抑制性激素合成，4～8mg/(kg·d)，分 2 次口服。毒副作用呈剂量依赖性，治疗中应监测肝功能、皮质醇功能。

第二节　垂体疾病

一、巨人症与肢端肥大症

系由于生长激素(GH)和(或)胰岛素样生长因子-1(IGF-1)分泌过多而引起的身材高大，软组织、骨骼及内脏增生肥大及内分泌紊乱症候群。发病在青春期前，骨骺尚未融合，则表现为巨人症；发病在青春期后，骨骺已融合，则形成肢端肥大症；少数患者青春期起病至成年后继续发展并形成"肢端肥大性巨人症"。病因多数为垂体前叶 GH 细胞增生或腺瘤。其中巨人症患者垂体大多为 GH 细胞增生，少数为腺瘤；肢端肥大症患者大多为 GH 细胞腺瘤，少数为增生，瘤直径一般在 2cm 左右，大者可达 4～5cm。本病起病缓慢，就诊时已有 5～10 年，少数患者就诊延迟达 10～20 年。

（一）诊断

1.临床表现

(1)特殊体态：面部增长变阔，眉弓及双颧隆突，巨鼻大耳，唇舌肥厚，下颌突出，牙列稀疏，鼻旁窦与喉头增大，语言钝浊。指趾粗短，掌跖肥厚，全身皮肤粗厚、多汗、多脂。胸椎后凸，腰椎前凸，胸廓增大。晚期骨质疏松、脊柱活动受限、肋骨串珠。垂体性巨人症呈儿童期过度生长，身材高大，四肢生长尤速。食欲亢进，臂力过人、性器官发育早、性欲亢进。衰退期体力日渐衰退，常因继发感染而早年夭折。

(2)内脏增大和组织增生：患者内脏普遍增大。心脏肥大伴有血压增高；肝、脾、胰、胃、肠、肺等增大；甲状腺呈结节性或弥散性增大；有时甲状旁腺亦增大；腕部软组织增生可压迫正中神经，引起腕管综合征；腰椎肥大可压迫神经根而有剧烈疼痛；足跟软组织厚度增加。

(3)肿瘤压迫症状：可有头痛、视物模糊、视野缺损、眼外肌麻痹、复视。

(4)内分泌代谢变化：早期内分泌腺体(甲状腺、肾上腺、甲状旁腺、性腺)可见增生或腺瘤，功能正常或亢进，晚期则出现继发性功能减退症。可伴有高胰岛素血症、糖耐量减低或糖尿病、血脂异常。

(5)其他：结肠腺瘤发生率高，结肠、直肠癌发生率增高。

2.辅助检查

(1)GH测定：正常基础血浆GH 0～5μg/L。由于生理状态下，GH呈脉冲式分泌，血浆浓度波动大，单次测定可能意义不大。可在静脉穿刺后维持4～6h，每30～60min取血测定一次GH，取其平均值。如果平均GH>5g/L时，要考虑有GH细胞分泌功能亢进可能，>20μg/L则比较肯定。葡萄糖负荷(100g)后GH不能降低到5g/L以下，可反而升高。

(2)IGF-1测定：肢端肥大症时升高10倍，与正常人不重叠。可反映24h GH分泌总体水平，可作为筛选和疾病活动性指标，也可作为治疗是否有效的指标。

(3)钙、磷测定：肢端肥大症活动期，血钙可比正常高出0.125～0.25mmol/L，如持续或明显高血钙，要警惕合并甲状旁腺亢进等其他多内分泌腺瘤病。尿钙排泄多。血磷升高，也是病情活动的重要指标。但必须排除同时伴有肾功能不全。活动期病例血碱性磷酸酶升高。

(4)X线检查：头颅增大，颅骨板增厚；多数患者蝶鞍扩大，前后床突破坏；鼻旁窦增大，枕骨粗隆明显突出；四肢长骨末端骨质增生，指骨顶部呈丛毛状增生。

(5)CT或MRI：能更准确判断蝶鞍区肿瘤大小及周围结构受压情况。

3.鉴别诊断

(1)体质性身材高大(体质性巨大)：属正常变异，可有家族遗传史，身材高大，身材各部分发育匀称，骨龄正常，无内分泌代谢障碍。

(2)Marfan综合征：为先天性结缔组织疾病，是通过常染色体显性遗传的。病变主要表现在骨骼、眼和心血管系统。患者身材高，四肢细长，指距大于身高，缺少皮下脂肪，常有高度近视、晶状体脱位及先天性心血管疾病等。

(3)皮肤骨膜肥厚症：本病外表与肢端肥大症相似，为手脚增大、皮肤粗糙、毛孔增大、多汗，还可伴非特异性关节炎。但本症患者血GH及IGF-1、垂体CT等检查均正常。

(二)治疗

1.手术治疗

应作为首选。目前广泛采用经蝶显微外科手术治疗垂体GH瘤。对于某些垂体大腺瘤，尤其伴鞍外扩张，可行经额开颅手术。手术并发症有尿崩症、脑脊液鼻漏、脑膜炎、腺垂体功能减退症。

2.放射治疗

作为术后残余肿瘤的辅助治疗。包括常规高电压照射、α粒子照射、质子束照射。γ刀用于治疗鞍内肿瘤，可防止视交叉、视神经和海绵窦结构的损伤。

3.药物治疗

在不适宜或拒绝手术治疗，或肿瘤未压迫视神经和交叉，或手术放疗失败者可选择。

(1)生长抑素类似物：主要用于手术治疗不能达标，控制GH分泌水平。奥曲肽(octreotide)系生长抑素八肽类似物。短效奥曲肽临床应用50～100g，一日3次，皮下注射。长效奥曲肽(奥曲肽缓释剂)，每4周肌内注射1次。兰曲肽(lanreotide)是一种疗效与奥曲肽缓释剂相仿的新型长效生长抑素类似物，剂量为30～60mg，每2～4周肌内注射1次。常见副作用为胃肠道症状和胆石症。

（2）多巴胺激动剂：大剂量对 GH 瘤有效，单独使用临床疗效不理想。对于伴有泌乳素分泌的 GH 瘤可以考虑使用，对于生长抑素类似物疗效欠佳者可以合用。临床上应用的多巴胺激动剂有溴隐亭、长效溴隐亭、培高利特（pergolide）、卡麦角林等。溴隐亭常需 20～40mg/d，卡麦角林常需每周 2～7mg。副作用主要为胃肠道症状、鼻塞、睡眠障碍等。

（3）GH 受体拮抗剂：培维索孟（pegvisomant）能有效降低 IGF-1 水平，但不能使垂体 GH 肿瘤缩小，GH 分泌反而增加。每日 10～20mg，皮下注射。可作为奥曲肽的补充治疗，不主张单独使用。长期治疗疗效和安全性尚未肯定。副作用有头痛、感冒综合征、注射部位反应。

4.并发垂体前叶功能低下者需应用相应的激素替代疗法。

二、生长激素缺乏性侏儒症

生长激素缺乏性侏儒症又称垂体性侏儒症（pituitary dwarfism），是由于垂体前叶分泌生长激素（GH）部分或完全缺乏或 GH 功能障碍而导致的生长发育障碍性疾病。按病因可分为特发性和继发性两类；按病变部位可分为垂体性和下丘脑性两种。可为单一性 GH 缺乏，也可伴有腺垂体其他激素缺乏。本病多见于男性。

（一）诊断

1.临床特点

（1）身材矮小：身高较同地区、同年龄、同性别儿童明显矮小，低于正常儿童平均值的 2 SD 以上，但生长并不完全停止，生长速度年均增长低于 4cm，至成人时身高常低于 130cm。

（2）营养良好：体重大于或等于同身高儿童，皮下脂肪较丰满。成年后保持童年体型与外貌。

（3）生长速度缓慢：一般认为生长速度在 3 岁以下＜7cm/年，3 岁～青春期＜4～5cm/年，青春期＜5.5～6.0cm/年者，为生长缓慢。

（4）骨骼发育延迟：骨龄延迟≥2 年。

（5）性腺发育落后：至青春期第二性征不发育，单纯性 GH 缺乏者表现为性腺发育延迟（常到 20 岁左右才有青春期性征出现）。

（6）智力与年龄相称：学习成绩与同龄无差别，可有自卑感。

（7）继发性 GHD 者，尚有原发病的症状和体征。

2.辅助检查

（1）GH 激发试验：测定随机血标本 GH 浓度对诊断无价值。常将 GH 激发试验中 GH 峰值变化作为诊断 GHD 的一种主要手段，包括生理性激发（睡眠、运动）和药物（胰岛素低血糖、精氨酸、左旋多巴、可乐定）激发两种。生理性激发后 GH 无高峰出现，但因结果与正常儿童有重叠，诊断价值有限，常用于 GHD 的筛查。临床常用药物激发试验来诊断 GHD，一般选择两项，其中胰岛素低血糖试验结果敏感性最高，但由于可出现严重低血糖反应，对儿童患者要特别小心。

1）胰岛素低血糖试验：过夜空腹，静脉注射胰岛素 0.05～0.1U/kg（超重或肥胖者用量偏大），注射前及注射后 30min、60min、90min、120min 分别取血测 GH 及血糖，要求血糖＜2.8mmol/L 或血糖较注射前下降＞50%。如血糖达 2.8mmol/L 以下，应终止试验，做相应处理，但需采集低血糖发生时以及 30min 后的血标本。如试验过程中无低血糖发生，应将胰岛素量增加，重复试验。此试验有一定危险，须在严密监护下进行，有癫痫、肾上腺皮质功能减退者慎用。建议注射前后 60min 取血测定皮质醇。

2）左旋多巴试验：空腹，口服左旋多巴 10mg/kg（总量最多 0.5g），口服前及后 60min、90min、120min 分别取血测 GH。

3）精氨酸试验：空腹，静脉滴注精氨酸 0.5g/kg（总量最多 30.0g，按 5%～10%浓度溶于生理盐水）30min 内滴完，静脉滴注前及静脉滴注开始后 30min、60min、90min、120min 分别取血测 GH。

4）可乐定试验：空腹，口服可乐定 0.1～0.15mg/m²，最大量 150mg，口服前及口服后 60min、90min、120min 分别取血测 GH。

在上述药物激发试验中，如有 2 个以上试验 GH 峰值均<5μg/L 则为 GH 完全缺乏，如有 1 个试验 GH 峰值 5～10g/L 则为 GH 部分缺乏，如有 1 个试验 GH 峰值≥10g 则为正常。

（2）生长激素释放激素(GHRH)兴奋试验：用于鉴别下丘脑性和垂体性 GH 缺乏症。需注意单次 GHRH 刺激可呈假阴性反应，但经预先补充 GHRH1 周或 1 个月后即可出现阳性反应。

（3）血清胰岛素样生长因子(IGF-1)、IGF-1 结合蛋白-3(IGFBP-3)测定：对诊断和鉴别诊断也有一定作用。如 GH 不降低，甚或升高，但 IGF-1 浓度降低，注射 GH 后也不升高，提示肝细胞 GH 受体缺乏或受体缺陷，对 GH 不敏感，称为 Laron 侏儒症。

（4）影像学检查：骨龄和头颅 X 线、CT、MRI 对诊断病因和骨骼发育障碍程度判断有一定帮助。

3. 鉴别诊断

（1）儿童期全身性慢性器质性疾病或感染性疾病等导致的体格发育障碍：如先天性肿瘤慢性肝炎、肝硬化、慢性肾炎、糖尿病、营养不良和晚期血吸虫病、侏儒症等。

（2）青春期延迟：生长发育较迟，常常到十六七岁尚未开始发育，因而身材矮小，但智力正常，一旦开始发育，骨骼生长迅速，性成熟良好，最终身高可达正常人标准。

（3）呆小病：甲状腺功能减退发生于胎儿、新生儿，可引起明显的生长发育障碍，常伴有智力低下。

（4）先天性卵巢发育不全综合征(Turner 综合征)：表型为女性，体格矮小，性器官发育不全，常有原发性闭经，伴有颈蹼、肘外翻等先天性畸形，血清 GH 水平不低，典型病例染色体核型为 45，XO。

（5）失母爱综合征：长期缺少温馨的家庭及社会环境造成患儿精神、心理创伤，表现为精神抑郁、生长发育停滞、青春期延长，骨龄落后。改变不良环境后数月可使生长速度明显加快。

（6）先天性软骨发育不全：骨骼纵向发育极其缓慢，身高远低于常人，患者头大、前额突出、四肢粗短，智力、性腺发育正常。

（二）治疗

1. 生长激素替代治疗

重组人生长激素(rhGH)供应量充足，对骨骺未融合的 GHD 患者效果显著。推荐治疗剂量一般为每周 0.5～0.7U/kg 体重，分 6～7 次于睡前 30～60min 皮下注射。通常第一年疗效最显著，平均身高每年增长 12～15cm，以后效果有所减退。治疗中有时出现血清 T₄、TSH 水平降低(甲状腺功能减退)，需注意纠正。副作用以注射局部皮肤红肿、瘙痒为主，但不严重，大多不必停药。

2. GHRH 治疗

适合于下丘脑性 GHD，可用 29 肽的 GHRH24/kg，每晚睡前皮下注射，连续 6 个月。

3. IGF-1 主要用于 Laron 侏儒症的治疗

早期诊断、早期治疗者效果较好，每日皮下注射 2 次，每次 40～80g。不良反应有低血糖等，其长期治疗的安全性还不清楚。

4. 其他

（1）绒毛膜促性腺激素(HCG)：适用于年龄已达青春发育期，经上述治疗不再长高者，每次 500～1000U，肌内注射，每周 2～3 次，每 2～3 个月一个疗程，间歇 2～3 个月，可反复用 1～2 年。过早使用可引起骨骺融合，影响生长。男孩用药后可引起乳腺发育。

（2）同化激素：睾酮于使用初期身高增加，但因同时促进骨骺提前融合，导致最终身材明显矮小，疗效很不理想。临床常使用的是人工合成的同化激素—苯丙酸诺龙，一般在 12 岁后小剂量间歇使用。用法：苯丙酸诺龙 10～12.5mg，肌内注射，每周 1 次，疗程以 1 年为宜。本药可促进骨骺融合，影响生长，因而需注意避免用量过大。

（3）其他激素：当合并其他激素缺乏时，应考虑同时补充，如补充甲状腺激素或糖皮质激素。在 rhGH 治疗后，可使潜在的甲状腺功能低下现象表现出来，如 GH 治疗效果不佳，T_4 低于正常，可补充少量甲状腺激素，对骨骼发育有促进作用。

（4）病因治疗：如为颅内肿瘤所致，可根据情况做手术或放射治疗。

三、垂体前叶功能减退症

垂体前叶功能减退症又称成人腺垂体功能减退症(Simmonds-Sheehan 综合征)，是指垂体和下丘脑的各种病变损害全部或大部分垂体所引起的功能减退症。其病因主要是产后大出血致垂体缺血、坏死、萎缩，垂体肿瘤，手术，放疗损伤，感染或全身性疾病等。临床特点是多种垂体前叶激素分泌不足，继发性腺、甲状腺、肾上腺皮质等功能低下。其中因分娩大出血、休克而引起的垂体缺血性坏死所造成的垂体前叶功能低下者，称为席恩综合征。

（一）诊断

1.临床表现

临床症状的出现与病因、垂体破坏的部位和程度有关。通常垂体前叶组织破坏 50% 以上方出现症状，破坏 75% 以上症状明显，破坏 95% 以上者症状较严重。各种腺功能减退发生的顺序依次是性腺、甲状腺、肾上腺皮质。

（1）性腺功能减退症状：产后无乳、乳房萎缩，月经少或闭经，性欲减退，性器官萎缩，眉毛稀疏，阴毛、腋毛脱落。

（2）甲状腺功能减退症状：畏寒、厌食、嗜睡、便秘、皮肤粗糙少汗、面容苍白水肿、毛发干燥、脱落、表情淡漠、智力减退、行动迟缓、反应迟钝，有时精神失常，低体温，缓脉。

（3）肾上腺皮质功能减退症状：常有头晕、乏力、食欲减退、恶心、呕吐、腹泻、腹痛、血压降低，易发生低血糖、晕厥和感染、皮肤色素减退、面色苍白。

（4）垂体前叶肿瘤引起压迫症状：头痛、呕吐、食欲减退、视野缩小等。

（5）垂体危象表现：垂体前叶功能减退症患者如得不到早期诊断和治疗或停止替代治疗，在感染等应激情况下可发生危象，出现昏迷。常见有以下几种类型：①低血糖型：最常见；②循环衰竭型；③低体温型：与甲状腺功能减退有关，冬天易诱发；④水中毒型；⑤高热型：常伴感染，体温在 39～40℃；⑥混合型：兼有两种以上类型表现。各种类型可伴有相应的症状，突出表现为消化系统、循环系统和神经精神方面的症状，诸如高热、循环衰竭、休克、恶心、呕吐、头痛、神志不清、谵妄、抽搐、昏迷等严重垂危状态。

2.辅助检查

（1）内分泌功能检查

1）下丘脑垂体前叶激素减少或缺乏：血浆泌乳素(PRL)、促性腺激素(FSH、LH)、促甲状腺素(TSH)、促肾上腺皮质激素(ACTH)等水平减低。

2）下丘脑垂体所控制的靶腺激素减少：性腺：雌激素(E_2)、孕酮(P)及代谢产物降低；阴道涂片角化细胞减少，基础体温呈不排卵曲线。甲状腺：T_3 及 T_4 水平下降，基础代谢率减低，甲状腺摄 ^{131}I 率下降，TRH 兴奋反应减弱。肾上腺皮质功能：血皮质醇水平下降，24h 尿 17-羟皮质醇及 17-酮皮质醇均下降，ACTH 兴奋试验呈延迟反应。

（2）其他检查：血常规呈轻中度贫血。空腹血糖水平降低，OGTT 呈低平曲线，可有反应性低血糖。心电图有低电压，T 波低平、双向或倒置，心肌受损表现。X 线蝶鞍或其他影像检查：席恩综合征一般无变化；垂体肿瘤引起的可见蝶鞍扩大、变形和骨质破坏。

3. 诊断

具备下列 3 项即可诊断

(1)病史:有产后大出血、垂体瘤、垂体切除、放射治疗、外伤等。

(2)垂体前叶激素减少的表现:分娩后无乳汁分泌及闭经,低血糖,性功能减退,低代谢综合征。

(3)内分泌功能检查:血浆 PRL、GH、FSH、LH、TSH、ACTH 水平减低,并对各种刺激试验无反应。

（二)治疗

1. 一般治疗

给予高热量、高蛋白、高维生素饮食。注意休息和保暖,避免劳累、精神刺激与感染,勿用镇静剂、麻醉剂。

2. 激素替代治疗

主张补充生理需要量的激素,原则是缺什么补什么,缺多少补多少,长期生理剂量维持。方法如下

(1)糖皮质激素:可的松每日 12.5～37.5mg 或泼尼松 2.5～7.5mg,分 2 次口服,早晨 2/3 量,下午 1/3 量。有发热、感染、创伤、手术等应急情况应加大剂量。合并甲状腺功能减低时,先使用糖皮质激素治疗后,方可加用甲状腺激素治疗,以防止诱发肾上腺危象。

(2)甲状腺激素:从小剂量开始,首选左旋甲状腺素(L-T$_4$)每日 25～50μg 开始,渐增至需要量,冬季严寒时剂量适当增大。或甲状腺片最初每日 15～30mg,在 2～4 周内逐渐增至 60～120mg。

(3)性激素:男性可用睾丸酮制剂,如十一酸睾丸酮。待贫血纠正后,年轻女性(40 岁以下)可用人工月经周期疗法。

3. 垂体危象的治疗

依昏迷原因与类型,分别采取相应抢救措施。

(1)立即静注 50%葡萄糖 40～60ml,继以 10%葡萄糖静脉滴注维持。

(2)给予氢化可的松 50～100mg 加入补液中静脉滴注。

(3)对低体温者,要注意保暖。低温与甲状腺功能减退有关,可给予小剂量甲状腺激素,并用保暖毯逐渐加温。

(4)过高热者,迅速降温,积极抗感染治疗,维持水、电解质及酸碱平衡。

(5)水中毒者加强利尿,可给予氢化可的松或泼尼松。

(6)有循环衰竭者按休克原则治疗。

(7)禁用或慎用吗啡等麻醉剂、巴比妥类安眠剂、氯丙嗪等中枢神经抑制剂及各种降糖药,以防止诱发昏迷。

四、尿崩症

尿崩症(diabetes insipidus)是由于下丘脑-神经垂体受损害而致抗利尿激素(ADH)缺乏,远端肾小管和集合管重吸收水分功能障碍而出现多尿、烦渴、多饮与低比重尿为主要表现的一种疾病。

尿崩症按病因可分为原发性与继发性两种。原发性尿崩症又称特发性尿崩症,临床多见,原因未明,可能为下丘脑视上核脑室旁核神经细胞减少或消失退行性病变所致。部分病例有尿崩症家族史,为常染色体显性遗传。继发性尿崩症临床较少见,为下丘脑神经垂体部位的病变引起。病因主要为颅内或垂体肿瘤、手术、外伤、炎症感染、出血、白血病以及嗜酸性肉芽肿、结节病等。

尿崩症按病情程度又可分为典型(完全性)尿崩症和轻型(部分性)尿崩症。

（一）诊断

1.临床表现

（1）多尿：排尿次数增加，尿量增多，24h尿量达4～10L或更多，尿色清淡。

（2）烦渴多饮：喜饮凉水，如限制饮水可迅速发生脱水，体重减轻。

（3）慢性失水症状：如头痛、头晕、食欲减退、便秘、失眠、疲乏、消瘦等。

（4）患者因各种原因得不到饮水补充时，严重脱水、导致高渗状态，出现头痛、肌肉痛、心动过速、烦躁、谵妄，昏迷等高渗综合征。体温可降低或出现高热。

（5）继发性尿崩症：可由各种病因引起，并有相应的临床表现，如肿瘤引起者可出现压迫症状、颅内压增高症状以及视野缩小、偏盲等。

2.辅助检查

（1）尿比重低，常低于1.005；尿色清淡。

（2）尿常规：无糖和蛋白。

（3）渗透压：血浆渗透压正常或略高；尿渗透压显著降低（常为50～200mOsm/kg·H2O），低于血浆渗透压。

（4）血肾功能正常，血电解质多正常，严重脱水患者可出现血钠高于150mmol/L。

3.内分泌功能试验

（1）禁水试验：这是最简单和最可靠的方法，但必须在医生监护下进行，试验前后观察体重、心率、血压、尿量、尿比重、血尿渗透压。中枢性完全性尿崩症患者禁水6～12h后尿量仍多，尿渗透压及尿比重无明显增加，可出现明显脱水，体重下降1.5～2.0kg，血压下降。不能耐受通宵禁饮者，可从清晨4时开始禁饮，体重下降超过3%时应立即停止试验；部分性中枢性尿崩症患者禁饮后尿量可能部分减少，尿比重或尿渗透压可有一定程度升高，但达不到正常人水平；精神性多饮充分禁饮后，体重、血压、血渗透压变化不大，尿量逐渐减少，尿比重明显增加，多超过1.020，尿渗透压升高大于血渗透压2倍以上。

（2）加压素试验：充分禁饮至尿量、尿比重、尿渗透压稳定达平台期后，如尿比重仍不能升至正常，皮下注射加压素5U（儿童0.1单位/千克体重）后，中枢性尿崩症患者尿量减少，尿比重升高至正常水平，尿渗透压升高，烦渴症状改善。肾性尿崩症无反应或反应轻微。

（3）高渗盐水试验：可鉴别尿崩症与精神性烦渴多饮症，后者对静脉滴注高渗盐水有反应（尿量减少、尿比重升高），尿崩症则无反应。

（4）血浆及尿中抗利尿激素（AVP）测定：水平低于正常。有条件可检测。

4.其他

检查X线蝶鞍，眼底、视力、视野检查。头颅及垂体CT扫描、MRI检查有助于（除垂体或其附近肿瘤外）病因诊断。

本病在诊断中应注意与精神性多饮、肾性尿崩症、糖尿病、高钙血症、低钾血症、利尿剂治疗等多尿相鉴别。

目前常采用禁饮—加压素联合试验来鉴别精神性多饮、肾性尿崩症。

（二）治疗

1.病因治疗

积极去除病因，对肿瘤、感染、外伤引起者给予相应处理。

2.ADH替代补充治疗

（1）弥凝：即醋酸去氨加压素片，0.1mg启用，首次服用后需观察显效持续时间，待出现烦渴、多饮症状后再服用第2片，每日0.1～0.3mg片。此药抗利尿作用强，副作用少，为目前治疗尿崩症比较理想的药物。

（2）鞣酸加压素油剂即长效尿崩停，深部肌内注射，从小剂量开始，以后根据尿量调整剂量，作用一般可维持3～4d，具体剂量因人而异，用时应摇匀。慎防用量过大引起水中毒。

(3)垂体加压素水剂5～10U，每3～6h次或6～8h次。每日须多次注射，长期应用不便。主要用于脑损伤或手术后出现的一过性尿崩症，肌内注射，每次5～10U。

(4)垂体后叶素粉剂(尿崩停)30～40mg，每6h次，鼻腔吸入。或水剂滴鼻或鼻腔喷雾。去氨加压素(desmopressin)为人工合成的加压素类似药，鼻腔喷雾或滴入，每次5～10μg作用可维持8～20h，每日用药2次。

(5)人工合成精氨酸加压素和赖氨酸血管加压素均为水溶液滴剂。前者10～20μg，每日2次；后者5g，每日2～6h一次。

3.其他药物

(1)氢氯噻嗪25～50mg，每日2～3次。治疗期间适当补充钾盐，限制钠盐。因可引起高尿酸血症，应予监测。

(2)卡马西平0.1～0.2g，每日2～3次。少数患者可出现严重剥脱性皮炎，应告知患者。

第九章　血液系统疾病

第一节　高嗜酸性粒细胞综合征

一、定义

慢性嗜酸性粒细胞白血病/高嗜酸性粒细胞综合征(CEL/HES)。又称慢性嗜酸性粒细胞增多综合征。嗜酸性粒细胞>$0.45×10^9$/L 为嗜酸性粒细胞增多。临床上按外周血嗜酸性粒细胞增多的程度分为轻、中、重 3 级。

轻度：嗜酸性粒细胞<0.15(15%)，直接计数在 $1.5×10^9$/L 以下。

中度：嗜酸性粒细胞 0.15～0.49(15%～49%)，直接计数在($1.5～4.9$)×10^9/L。

重度：嗜酸性粒细胞 0.5～0.9(50%～90%)，直接计数在 $5.0×10^9$/L 以上。

慢性嗜酸性粒细胞白血病是一种嗜酸性前体细胞自主性、克隆性增殖，导致外周血、骨髓及周围组织嗜酸性粒细胞持续增多的骨髓增殖性疾病。白血病细胞浸润或嗜酸性粒细胞释放细胞因子、酶或其他蛋白导致器官损害。如不能证实其克隆性，原始细胞又不增多，又无其他引起嗜酸性粒细胞增多的病因，则为特发性嗜酸性粒细胞综合征。两者均为多系统疾病。

正常嗜酸性粒细胞生成后离开骨髓，在血循环中短暂停留即进入血管外环境，主要见于黏膜下、皮肤松弛结缔组织、胃肠道、生殖道和肺。血嗜酸性粒细胞在早晨最低，夜间最高，反映了血循环中肾上腺皮质激素的昼夜节律变化。嗜酸性粒细胞受刺激后脱颗粒释放已合成的新产生的细胞因子和蛋白，前者主要有碱性蛋白(MBP)、嗜酸性阳离子蛋白(ECP)、嗜酸性粒细胞源性神经毒素(EDN)、过氧化物酶、Charcot-Leyden 结晶蛋白、P 物质和血管抑制蛋白(VIP)等，后者有氧化产物、血小板活化因子(PAF)、白三烯C4、TGF-α、TGF-β、IL-1a、IL-3、IL-5、IL-6、IL-8、CM-CSF、MIP-1a，TNF-α 等可引起炎症反应和脏器损伤。IL-3、IL-5、GM-CSF 为嗜酸性粒细生长因子，抑制其凋亡延长生存。正常外周血中嗜酸性粒细胞数($0.035～0.35$)×10^9/L，正常骨髓和外周血嗜酸性粒细胞比值可达 3:1～5:1，在外周血中半衰期可达 18 小时。

CEL 与 HFS 临床表现极为相似，鉴别困难，故一并讨论。

二、流行病学

此类疾病尽管很少见，但由于难于区别 CEL 与 HES，其真实发病率不详。男性较女性常见(9:1)，发病高峰在 40 岁，各年龄段均可见，CEL 以男性为主。

三、病因及发病机制

CEL 与 HES 的病因不详，重要的是应排除所有反应性嗜酸性粒细胞增多，如寄生虫病、变态反应、Loefler 综合征样的肺部疾病，也要排除胶原性血管病，如血管淋巴增生样的皮肤病和 Kimura 病。

另外，大量肿瘤性疾病如 T 细胞淋巴瘤、霍奇金淋巴瘤、系统性肥大细胞增生症、急性淋巴细胞白血病以及可能与 IL-2、IL-a、IL-5 或 CM-CSF 异常释放有关的其他骨髓增殖性疾病，以及类似 CEL 或 HES 的继发性嗜酸性粒细胞增多。以前曾考虑为 HES 的某些病例已证明是由于免疫表型异常、克隆性或非克隆性 T 细胞释放了异常细胞因子，如有免疫表型异常的 T 细胞群存在，此种病例不再分类为特发性 HES。

四、临床表现

1.心血管系统

50%～60%患者有心脏受累,常为死亡主要原因之一。最初为心内膜炎,内膜损伤处有附壁血栓形成,最终心内膜纤维化,发生限制性心肌病及心脏:二尖瓣和(或)三尖瓣关闭不全。患者有气短、胸痛、心力衰竭、查体可有心脏扩大,听诊在二尖瓣和(或)三尖瓣可闻及收缩期杂音。80%患者超声心动图示左心室肥厚、二尖瓣增厚,附壁血栓。心电图示 T 波倒置。

产生心脏损伤的原因与嗜酸性粒细胞分泌的物质有关:EDN 可导致纤维细胞增生;MBP 可增强成纤维细胞对 IL-1、TGF-β 等反应性炎症性细胞因子 IL-6、IL-11 氧化产物 H_2O_2 等损伤心内膜和心肌;ECP 可使成纤维细胞合成蛋白多聚糖。

女性患者有血管性水肿,高丙种球蛋白血症和 IgE 及免疫复合物增加者常无心脏受累。

2.呼吸系统

约半数患者可有肺受累,表现为慢性持续性干咳,胸膜渗出,小部分患者可有肺部浸润和纤维化。有的肺部炎症与心脏损伤有关,如肺栓塞。

3.神经系统

约 50%患者出现。左心室内血栓脱落引起脑栓塞或一过性脑缺血发作,常多发或复发,甚至发生在抗凝治疗过程中。患者表现为对称性或不对称感觉性多神经病,或感觉和运动性缺陷。主要由嗜酸性粒细胞神经毒素(EDN)和嗜酸性阳离子蛋白(ECP)鞘注所致兔神经毒和麻痹综合征,称为 Gorden 现象,提示这些嗜酸性粒细胞因子与神经系统损伤有关。

此外,少数患者表现为癫痫、痴呆和嗜酸性脑膜炎,形成局部肿物压迫神经等。

4.皮肤表现

半数以上患者可见皮损。表现为荨麻疹、红斑、丘疹和皮下小结、血管性水肿。也可黏膜溃疡,溃疡部位常见有口腔、鼻、咽、消化道、肛门或阴茎部,对激素无效,但对 TNF-α 反应好。皮损可能与嗜酸性粒细胞产生的因子有关:ECP 可使嗜碱性粒细胞和肥大细胞释放血管活性胺;也可产生白三烯 C4、PAF 介导血管渗透性增加、IL-5 等均可使血管性水肿和荨麻疹发生。皮损活检显示血管周围嗜酸性粒细胞浸润,其他可有混合性细胞浸润,绝无血管炎征象。

5.其他

23%有胃肠道表现,可有腹泻、胃炎、结肠炎、胰腺炎、胆管炎、甚至可有腹腔积液、Budd-Chiari 综合征。可有肝脾肿大。关节表现可有关节痛、关节渗出、多关节炎、指趾坏死。眼部可因微血栓致视力障碍。可有淋巴结肿大、骨质破坏。

五、形态学

CEL 和 HES 外周血最显著的特点是嗜酸性粒细胞增多,通常主要为成熟嗜酸性粒细胞,仅有少量嗜酸性中幼粒细胞或早幼粒细胞。可有不同程度的嗜酸性粒细胞形态异常,如胞质颗粒稀少、透明、胞质空洞、胞核分叶过多或过少及增大。这些变化既见于反应性的也见于肿瘤性的嗜酸性粒细胞增多,因此在确定是否为 CEL 或 HES 方面没有多大帮助。常伴有中性粒细胞增多,有的可见单核细胞增多以及轻度嗜碱性粒细胞增多。原始细胞一般不增多,如＞2%就应考虑 CEL。

骨髓增生极度活跃,以嗜酸性粒细胞增生为主。多数病例嗜酸性粒细胞分化成熟正常,原始细胞的比例正常。常见 Charcot-Leyden 结晶,红系与巨核系细胞增生正常,原始粒细胞增多(5%～19%)和其他系细胞以及嗜酸性粒细胞发育不良表现支持肿瘤性的变化,但并不一定就诊断 CEL,除非嗜酸性粒细胞占主要成分并证实是肿瘤性克隆的一部分。有些病例可见骨髓纤维化。细心检查骨髓有可能发现引起继发性嗜酸性粒细胞增多的一些变化,如血管炎、淋巴瘤、急性淋巴细胞白血病或肉芽肿性疾病。任何组织都可出现嗜酸性粒细胞浸润，常见 Charot-Leyden 结晶，纤维化也是常见的表现，它是由具有释放嗜酸性粒细胞碱性蛋白和嗜酸性粒细胞阳离子蛋白的嗜酸性粒细胞脱颗粒引起的。

八、细胞化学/免疫表型

嗜酸性粒细胞有抗生素氰化物髓过氧化物酶活性，CEL 与 HES 的嗜酸性粒细胞髓过氧化物酶含量通常正常。正常嗜酸性粒细胞奈酚 ASD 氯乙酸酯酶阴性，有人认为，如果此酶阳性则考虑是肿瘤性的嗜酸性粒细胞。

但不是所有肿瘤性嗜酸性粒细胞都阳性，并且大多数反应性嗜酸性粒细胞增多、CEL 或 HES 还未充分研究。CEL 或 HES 的嗜酸性粒细胞没有特异性免疫表型。

七、遗传学

CEL 还未发现单一或特异的细胞遗传学或分子遗传学异常。即使在以嗜酸性粒细胞增多为主要特征的病例中检测到 Ph 染色体或 BCR/ABL 融合基因，也只能说明是 CML 而不是 CEL。即使在嗜酸性粒细胞增多与通常髓系相关的染色体异常同时发生时，也不能确定嗜酸性粒细胞是否为克隆性增殖的一部分。然而，如果发现一种通常见于髓系疾病的重现性核型异常，如 +8 和 1(17q)，则支持 CEL 的诊断而不是 HES。

伴 t(5；12)(q33；p13)的血液系统肿瘤常伴有嗜酸性粒细胞增多，并可能是一种独立疾病。通常伴有嗜酸性粒细胞增多的慢性粒-单核细胞白血病(CMML)的表现。可能与 CEL 相关的另一细胞遗传学/分子遗传学异常为 t(8；13)(p11；q12)和另外的 8p11 易位，如 t(8；9)(p11；q32-34)和 1(6；8)(q27；p11)。8p11 综合征的白血病发病机制与 FGFRJ 基因有关，FGFRI 基因与不同的伙伴基因融合形成变异移位。

8p11 综合征来自淋巴/髓系多能干细胞的突变，虽然很多患者表现为嗜酸性粒细胞白血病，但该综合征包括 AML、前驱 T 急性淋巴细胞白血病/淋巴母细胞性淋巴瘤，偶尔为前驱 B 急性淋巴细胞白血病。

八、细胞起源

推测起源于骨髓干细胞，但受影响细胞系的分化潜能不定，可能是一种多潜能干细胞，可伴 t(8；13)染色体异常多能干细胞或者可能是定向的嗜酸性粒细胞的前体细胞。

九、诊断和鉴别诊断

(一)诊断标准

慢性嗜酸性粒细胞白血病和高嗜酸性粒细胞综合征的诊断：

必要条件：外周血嗜酸性粒细胞持续性增多≥1.5×10⁹/L，骨髓嗜酸性粒细胞增多，外周血或骨髓原始粒细胞<20%。

1.排除所有下述原因引起的反应性嗜酸性粒细胞增多过敏症

如寄生虫病，感染，肺部疾病(过敏性肺炎、Loefllor 等病)，胶原性血管病。

2.排除所有继发于肿瘤性疾病的反应性嗜酸性粒细胞 T 细胞淋巴瘤

包括蕈样霉菌病、Sezary 综合征，霍奇金淋巴瘤，急性淋巴细胞白血病/淋巴母细胞性淋巴瘤，肥大细胞增生症。

3.排除嗜酸性细胞是肿瘤性克隆的其他肿瘤慢性粒细胞白血病(Ph 染色体或 BCR/ABL 融合基因阳性)，急性髓系白血病，包括 AML 伴 inv(16)，t(16；16)(p13；p22)，其他骨髓增殖性疾病(PV、ET、CIMF)，骨髓增生异常综合征。

4.排除表型异常并产生异常细胞因子的 T 细胞群体。

5.如无引起嗜酸性粒细胞增多的病因,无异常T细胞群体及无克隆性髓系疾病表现,就应诊断高嗜酸性粒细胞综合征。

6.如果符合1~4项,证实髓系细胞有克隆性染色体异常;或用其他方法证实是克隆性的,或外周血原始细胞>2%,或骨髓原始细胞>5%,但<19%,就应诊断慢性嗜酸性粒细胞白血病。

(二)鉴别诊断

排除其他一切引起嗜酸性粒细胞增多的病因。

1.嗜酸性粒细胞增多的慢性粒-单核细胞白血病(CMMLEo)

CEL或HES有时有单核细胞增多,应与CMMLEo鉴别。后者为具有骨髓增生异常即病态造血现象的骨髓增殖性疾病,WHO收纳在MDS/MPD类型中,特点有:①外周血持续性单核细胞增多>1×10^9/L(至少>3个月)。②外周血及骨髓原始细胞(原粒、原单+幼单细胞)<0.20(20%);③≥一系髓系细胞有病态造血现象。④外周血嗜酸性粒细胞>1.5×10^9/L。⑤细胞遗传学异常者有+8、-7、7q⁻、12p异常如t(5;12)(q31;p12)易位,形成TEL-PDGFβR融合基因。

2.与有嗜酸性粒细胞增多的急性白血病鉴别

有的AML和ALL可有嗜酸性粒细胞增多,但多符合诊断AML和ALL的条件,即原始细胞≥0.20(20%),为WHO标准。

3.有皮损的嗜酸性粒细胞增多综合征

CEL或HES常有皮损,如血管性水肿、荨麻疹、红斑丘疹等,需与鉴别。这些皮损嗜酸性粒细胞增多综合征有:Kimura病(血管淋巴样增生、嗜酸性粒细胞增多)、Well综合征(嗜酸性蜂窝织炎)、嗜酸性筋膜炎、嗜酸性肌痛综合征等,一般无系统性脏器受累,如心脏损伤,此外,组织学病理可资鉴别。

4.Churg-Stranss综合征(CSS)

CSS为过敏性肉芽肿性血管炎或称变应性肉芽肿性血管炎。临床特点有:①女性多见。②发烧、哮喘、关节痛、关节炎、皮损(紫癜、红斑、丘疹、脓疱)。③肺、肾、心、眼、神经系统损害相应的临床表现。④外周血嗜酸性粒细胞增多>0.10(10%),可>1.5×10^9/L。⑤一过性或游走性肺部浸润性病变。⑥多有鼻窦病变,过敏性鼻炎、鼻息肉。⑦抗中性粒细胞胞质(ANCA)胞质型和周边型可阳性。⑧活检有肉芽肿性血管炎伴不同程度嗜酸性粒细胞浸润。这些特点足以和CEL及HES区别。

十、治疗

如白细胞数不很高且无脏器受损,可暂不治疗,认真观察病情;如白细胞数≥90×10^9/L,即使无心脏受累表现也应给予治疗,以免致心脏损伤而危及生命;有脏器损伤者必须治疗。

1.皮质激素

为治疗本病首选药物。常用药物:泼尼松1mg/(kg·d),2周后如嗜酸性粒细胞快速减少,血管性水肿和荨麻疹发作减少或停止,IgE降低等提示有效,可改为1mg/kg,隔日1次,3个月。约70%患者有效。有脾大、心功能降低、神经系统受损者应增大激素量或静脉输注甲基强的松龙500mg/d,×5天,或地塞米松20~40mg/d,×4天,然后口服泼尼松。30%患者激素治疗反应差,可能与患者嗜酸性粒细胞上皮质激素受体减少或缺如有关。激素对黏膜溃疡疗效不佳。

2.化疗药物

(1)羟基脲(HU):适用于激素治疗无效及有脏器损害者。HU 1~2g/d,7~14天后嗜酸性粒细胞可减少。当白细胞降至正常,嗜酸性粒细胞控制在<1×10^9/L,改维持量。具体剂量应根据血常规调节。

(2)长春新碱(VCR)：起效快，可在1～3天使嗜酸性粒细胞下降，特别适用于嗜酸性粒细胞≥50×10⁹/L者。常用剂量1～2mg，每1～2周一次。VCR骨髓不良反应较轻，血小板常不受影响，但神经毒性较明显。长春地辛神经毒性较VCR为轻。与谷氨酸(3g/d)合用可减轻VCR末梢神经病。

(3)依托泊苷(VP-16)：100～200mg/d，×7～10天；或300mg，×2天。适用于对激素或HU治疗无效者。

(4)苯丁酸氮芥：4～10mg/(m²·d)，×4天，每月1个疗程，对激素或HU治疗无效者可取得长期缓解。

3.免疫调节剂

对激素或HU治疗无效者可用INF-α-2b，1.5～8MU/d，对顽固性黏膜溃疡的疗效好，愈合后不易复发。环孢素A(CsA)可干扰T细胞功能，抑制嗜酸性粒细胞生成IL-5，剂量为4mg/(kg·d)，可单用也可与激素和细胞毒药物或INF-α同用。

4.细胞单采

适用于白细胞和嗜酸性粒细胞数特别高者，并可一过性去除或减少血循环中嗜酸性粒细胞生成因子IL-5。但反弹快，甚至可在1天内上升至单采前水平。

5.抗凝治疗

CEL和HES常有血栓和血栓栓塞并发症，故抗凝治疗可以应用，如肝素(普通或低分子)、华法林及抗血小板药物(如阿司匹林、双嘧达莫、噻氯匹定等)。

6.手术治疗

有脾功能亢进所致贫血和血小板减少或脾梗死可做脾脏切除，但对HES本身无益。

7.骨髓移植

异基因骨髓移植可用于年轻、病程侵袭、标准治疗(含INF-α)无效患者。

十一、疗效标准

1.完全缓解(CR)

临床上脏器损伤体征及实验室指标恢复正常。外周血白细胞数正常，嗜酸性粒细胞计数正常，无幼稚细胞，血红蛋白≥100g/L，血小板≥100×10⁹/L；骨髓原始细胞<0.05(5%)，嗜酸性粒细胞和其他血细胞在正常范围。

2.部分缓解(PR)

临床上仍有脏器损伤依据，较治疗前好转。外周血白细胞和嗜酸性粒细胞数较治疗前下降≥50%，血红蛋白和血小板有所上升；骨髓原始细胞>0.05(5%)，比治疗前下降≥50%，嗜酸性粒细胞比治疗前下降≥50%。

3.未缓解(NR)

未达到PR标准或治疗前后无改变或加重。

十二、预后及预测因素

存活期变化相当大，有的报道包括HES以及或许是嗜酸性粒细胞白血病患者5年生存率达80%。显著的脾肿大，以及血中有原始细胞或骨髓原始细胞增多，细胞遗传学异常及其他髓系发育异常，被认为是预后不利的征兆。

第二节　中性粒细胞白血病

慢性中性粒细胞白血病(CNL)是一种罕见的MPD，其特征为：①外周血中性粒细胞持续增多。②骨髓有核细胞增生明显甚至极度活跃，以中性粒细胞为主。③肝脾肿大。④无Ph

染色体或 BCR/ABL 融合基因。⑤诊断时应排除所有引起中性粒细胞增多的原因，除外其他所有骨髓增殖性疾病。

一、流行病学

确切发病率不清。迄今，国外发病文献报道不足 100 例，国内自 1977 年至 2001 年 25 年间报道 CNL76 例。常累及老年人，中位发病年龄为 62.5 岁(15～86 岁)，男女发病无明显差异。

二、病因学

CNL 的病因不详。报道高达 20% 的患者中性粒细胞增多伴有潜在的肿瘤，通常多数为多发性骨髓瘤。至今没有 1 例伴骨髓瘤的 CNL 有克隆性染色体异常，或用分子生物学技术证实中性粒细胞中有克隆性的证据。很可能大多数伴骨髓瘤的"CNL"的中性粒细胞不是自主增殖，而是继发于肿瘤性浆细胞或由浆细胞调节的其他细胞释放的异常细胞因子所致。

三、发病机制

目前发病机制仍不清楚。

四、形态学

外周血涂片中性粒细胞增多$\geq 25 \times 10^9/L$，中性粒细胞通常为分叶核，但杆状核也可明显增多。几乎所有的病例未成熟粒细胞(早幼粒细胞、中幼粒细胞、晚幼粒细胞)计数<5%，但偶尔可达 10%，外周血几乎不见原始粒细胞。中性粒细胞可见异常粗大中毒颗粒，但形态也可正常。无粒细胞发育不良。红细胞和血小板形态通常正常。骨髓活检示增生极度活跃，中性粒细胞增多，粒红比例高达 20：1 或以上。初诊时原始粒细胞和早幼粒细胞不增多，但中幼粒细胞和成熟粒细胞增多。可能还有红系和巨核系增生。各系增生无明显发育不良，如有则须考虑其他诊断如不典型慢性粒细胞白血病。网状纤维增多不常见。

鉴于文献报道 CNL 常与多发性骨髓瘤相关，应检查有无骨髓浆细胞疾病的证据。如有浆细胞异常，应结合细胞遗传学或分子遗传学技术确定中性粒细胞克隆性增殖才能诊断 CNL。中性粒细胞浸润导致脾、肝大，脾主要浸润红骨，肝主要浸润肝窦和肝门区，或两者都有浸润。

五、细胞化学/免疫表型

中性粒细胞碱性磷酸酶积分增高，但无其他细胞化学或免疫表型异常。

六、遗传学

几乎 90% 的患者染色体是正常的，其余的克隆性核型异常有 + 8，+ 9，del(20q) 和 del(11q)，无 Ph 染色体或 BCR/ABL 融合基因，曾有报道一种 Ph⁺BC R/ABL⁺ 的 CML 变型，其外周血中性粒细胞与 CNL 相似。这些病例，可查到一种变异蛋白——P230。有这种 BCR/ABL 融合基因分子变异的病例应考虑 CML，而不是 CNL。

七、细胞起源

CNL 的细胞起源不清楚，很可能是系列分化潜能有限的骨髓造血干细胞。

八、临床表现

1.症状

可无症状，也可有乏力、消瘦、全身瘙痒等，脾肿大可伴有左上腹胀满不适、疼痛等，查体有脾大、肝大，25%～30%患者皮肤、黏膜或胃肠道出血，可有痛风样发作。

2.部位

常累及外周血和骨髓，脾和肝通常呈现白血病浸润。任何组织都可有中性粒细胞浸润。

九、诊断和鉴别诊断

(一)诊断标准

1.Ito诊断标准

①外周血中性粒细胞持续增多。②骨髓粒系增生，无病态造血现象。③中性粒细胞碱性磷酸酶积分增高。④血维生素 B_{12}、尿酸增高。⑤无感染、肿瘤或其他引起类白血病反应等疾病。⑥Ph 染色体和 BCR-ABL 阴性。

2.慢性中性粒细胞白血病 WHO 诊断标准

(1)外周血白细胞增多≥25×10⁹/L，中性分叶核和杆状核细胞＞80%，幼稚粒细胞(早幼粒细胞、中幼粒细胞、晚幼粒细胞)＜10%，原始粒细胞＜1%。

(2)骨髓活检增生极度活跃，中性粒细胞比例和数量增多，骨髓原始粒细胞＜5%，中性粒细胞成熟正常。

(3)肝、脾肿大。

(4)无生理性中性粒细胞增多的原因，无感染或炎症，无明确的肿瘤，如有的话，用细胞或分子遗传学证实是克隆性髓系细胞。

(5)无 Ph 染色体或 BCR/ABL 融合基因。

(6)无其他骨髓增殖性疾病的证据，无真性红细胞增多症的证据，即红细胞容量正常，无慢性特发性骨髓纤维化的证据，即无异常巨核细胞增殖，无网状纤维或胶原纤维增生，红细胞无显著异型，无原发性血小板增多症的证据，即血小板＜600×10⁹/L，无成熟的大巨核细胞增生。

(7)无骨髓增生异常综合征或骨髓增生异常/骨髓增殖性疾病的证据，无粒细胞发育异常，无其他髓系细胞发育异常，单核细胞＜1×10⁹/L。

(二)鉴别诊断

应与 CML、aCML、CMML 及其他 CMPD 鉴别。此外，有的浆细胞病如意义不明的单克隆免疫蛋白病和多发性骨髓瘤有中性粒细胞明显增高，患者体内 G-CSF 水平高可能与瘤细胞分泌 G-CSF 有关，致中性粒细胞反应性增高。综上所述，CNL 为排除性诊断，除外引起反应性中性粒细胞增多的一切病因及其他 CMPD，具有中性粒细胞反应性增高，单核细胞不增多，无病态造血现象，无 Ph 染色体和 BCR-ABL 融合基因才是真正的 CNL。

十、治疗

尚无理想的治疗，凡治疗 CML 的方案均可应用。

十一、预后

虽然一般认为 CNL 是进展缓慢的疾病，但 CNL 的生存期不定，为 6 个月至 20 年以上。通常中性粒细胞增多呈进展性，随后出现贫血和血小板减少。出现骨髓增生异常表现可能是向急性白血病转化的信号已有部分病例报道。还不清楚此类转化的病例是否与曾进行过细胞毒治疗有关。

参考文献

[1]苏彦超.心血管内科疾病临床诊疗技术[M].北京：中国医药科技，2016.

[2]庄建等.心血管领域新进展[M].长沙：中南大学出版社，2015.

[3]葛均波.心血管系统疾病[M].北京：人民卫生出版社，2015.

[4]顾复生.临床实用心血管病学[M].北京：大学医学出版社，2015.

[5]林曙光.心脏病学进展[M].北京：人民军医出版社，2015.

[6]彭文.肾内科疾病[M].上海：第二军医大学出版社，2015.

[7]董淑雯，张静.内科疾病防治[M].西安：第四军医大学出版社，2015.

[8]赵建平.呼吸疾病诊疗指南(第3版)[M].北京：科学出版社，2018.

[9]张永葆.实用神经内科诊疗常规[M].北京：科学技术文献出版社，2017.

[10]周辉杰.经内科常见病诊疗精要[M].上海：上海交通大学出版社，2018.

[11]赵婕.消化系统疾病诊疗与进展(上)[M].长春：吉林科学技术出版社，2016.

[12]钱家鸣.临床路径释义消化系统分册[M].北京：中国协和医科大学出版社，2015.

[13]唐承薇，张澍田.内科学(消化内科学分册)[M].北京：人民卫生出版社，2015.

[14]樊新生.实用内科学[M].北京：科学出版社，2015.

[15]毕丽岩.呼吸内科学高级医师进阶[M].北京：中国协和医科大学出版社，2016.

[16]刘又宁.呼吸内科学高级教程[M].北京：人民军医出版社，2015.

[17]阮长耿.血液病学高级教程[M].北京：人民军医出版社，2015.

[18]沈悌，赵永强.血液病诊断及疗效标准[M].北京：科学出版社，2018.

[19]倪伟.内科学[M].北京：中国中医药出版社，2016.

[20]陈艳成.内科学[M].重庆：重庆大学出版社，2016.

[21]肖卫国.内科学[M].上海：上海科学技术出版社，2017.